不正咬合と顎関節症

〈誰も教えなかった臨床テクニック〉

河口 博和

医学情報社

推薦のことば

　本書は「はじめに」に著者が記しているように，大学卒業後，故・淵　健次郎先生（臨床哲学，補綴学），納富哲夫先生（咬合・補綴学），島本和則先生（歯科矯正学），佐藤貞雄先生（歯科矯正学）に師事，試行錯誤しながら研鑽すること40年，経験，知識，技術が円熟期に達した著者が最適な治療大系を集積した苦心作である．

　口腔疾患の齲蝕，歯周病に次ぐ第三の疾患といわれる顎関節症，顎の関節や筋肉の痛み，口を開けにくい，顎の開閉時カクカクなるなどの症状のほか，頭痛，肩こりなどの不定愁訴，その大部分は顎のずれにあるという著者の確信を是非お読みいただきたい．

　本書はこれから顎関節症治療に取り組もうとする臨床家，あるいは顎関節の疾患に接することの少ないプライマリーケア歯科医師を対象に，顎関節症の治療の基礎知識を含め，耳穴触診，X線写真の読み方や諸診査などの診査のポイントや治療のコツをわかりやすく解説し，具体的症例を多数提示しており，臨床にすぐに役立つ実践的な参考書としてお薦めしたい．

平成24年1月　寓居にて

日本大学名誉教授
明海大学客員教授　村井正大

はじめに

　本書を執筆するきっかけとなったのは，紹介で来院した患者の多くに不正咬合や顎関節症で悩む方々が多数おり，過去に受けられた治療内容に少なからず問題があることであった．つまり，歯の治療を何度か繰り返し受けているうちに，少しずつ咬み合わせの本来の形や働きが失われ，咬合に異常をきたしている現状を見るにつけ，適切な歯科治療の大切さを痛感したからである．

　臨床に携わって40年あまりになる．この間，多岐にわたる数多くの講習会を受講し研鑽を積んできたが，筆者の日常臨床の基盤になっている臨床哲学は日本大学歯学部補綴学の故・淵　健次郎先生に教えていただいたものである．また霞ヶ関ポストグラデュエートコースを受講した際には，納富哲夫先生より補綴学全般にわたりご指導いただいた．歯列矯正学の基礎は，ソフィア・オーソドンティック・アカデミーの島本和則先生より，またMEAWテクニックを使用した矯正治療は，神奈川歯科大学の佐藤貞雄先生よりご教授いただいた．その他数多くの講習会で得た教えをもとに，長年の経験と実績を踏まえ，顎関節症に対する筆者なりの診断・治療法を確立した．

　淵先生は生前，口癖のように「患者さんが教えてくれる」と仰っていた．これは「症状があれば必ずそこには原因があり，真摯に耳を傾ければ道が開ける」という意味合いのお言葉である．

　また，総義歯のブレードティースを考案した補綴学の大家Sosin先生曰く「ものをいうなら60歳過ぎてからいえ」とのことである．長い臨床経験と実績があってこそ初めて人に教えられることもあるのではないかという教えを守り，還暦を過ぎた現在，筆者の歯科治療に対する考え方，正常咬合を熟知しておくことの大切さ，不正咬合によって起こりえるさまざまな症状，特に顎関節症における治療の有効性を本書にまとめた．

　とりわけ本文中の顎関節症の診査における耳穴触診，スタディモデルの診査，オルソパントモX線写真の診査は，筆者が日常臨床の中から独自に考案した診査法で，必ずや顎関節症の診断に役立つと信じて疑わない．

　これまで誰にも伝えることのなかった筆者の咬合に対する考え方，顎関節症治療における臨床テクニックを紹介し，不正咬合や顎関節症に苦しむ患者の救いとなるよう，治療を成功させるうえで少しでも先生方の参考になれば幸いである．

平成24年1月
河口 博和

謝　　辞

　本書執筆にあたり多大なるご指導をいただいた日本大学名誉教授，明海大学客員教授であられる村井正大先生に感謝の意を表します．また，出版にあたりご協力いただいた医学情報社社長・若松明文氏，文書校正にご苦労をかけた同社の鈴木悦子氏に厚く御礼申し上げます．四年にわたる執筆中，診療のやりくりをしてくれた河口歯科医院四代目の現副院長・河口博昭先生ならびに優秀なスタッフに感謝の意を表するとともに，いつも筆者の健康管理に気を配り，陰ながら応援してくれた妻，明美に感謝いたします．

次の世代へ
～特に一般臨床医としてのあり方～

　医師の場合は専門分野に分かれており，各科の責任を果たせば医師としての責任を果たしたことになる．また，専門外の疾患については専門の医師に紹介すればよい．

　これに反して歯科医師の場合は，狭い口腔内の中に発生する全ての疾患において責任がある．全てを熟知し，それなりの技術を有しないと患者の病を治すことはできない．

　現状の歯科界の社会的評価をより向上させるには，我々1人1人の歯科医師が，良質な自他ともに満足のいく治療をすることが必要であり，その結果として患者さんに幸福を与えることが，我々の地位の向上につながるのではないだろうか．

　歯科雑誌に掲載されているような素晴らしい臨床ケースは日常それほどあるわけではなく，我々一般臨床家は日々いたって普通の症例に携わっている．しかし，難易度の高いさまざまなケースに遭遇したとき，これを克服しようとしても，自分にその能力がなければ最善の治療方法を見つけることはできない．エベレストを登頂するのにも色々なルートがあるように，治療目標に対して色々なアプローチや治療手段がある．たとえば多数歯欠損の症例では，ブリッジ，局部義歯，インプラントやこれらのコンビネーション，また前補綴ための矯正も必要かもしれない．

　しかし，その患者さんにとって"最善の方法は1つ"だけである．最善とは，その人の咬合状態，体質，食生活，習慣，その他諸々の条件にベストマッチングし，なおかつ長く機能してくれる治療法，それは「神のみぞ知る」といわざるを得ないかもしれない．

　しかし，いかに最善に近づけるかが我々の使命であり，己の人格，知識，経験，技量に関わってくる．

　我々は日々，研鑽を積まなくてはならない．

目 次

推薦のことば
はじめに
謝　辞
次の世代へ　〜特に一般臨床医としてのあり方〜

I 総論

1 不正咬合を治す前にまず正しい咬合を知ろう

1. 正常咬合（矯正学的）について ……………………………………………… 2
2. 機能的正常咬合について ……………………………………………………… 4
   筆者の考える機能的正常咬合とは ………………………………………… 4

2 不正咬合はどんな原因で起こるか？

1. 不正咬合の原因と症状 ………………………………………………………… 14
   1）第三大臼歯による咬頭干渉 ……………………………………………… 14
   2）歯列不正による嚙み癖 …………………………………………………… 15
   3）側方運動角度の左右差 …………………………………………………… 15
   4）修復物の脱離および欠損部の放置 ……………………………………… 16
   5）咬合高径の低いクラウン・ブリッジおよび義歯 ……………………… 17
   6）修復物の材質に起因する対合歯の変化 ………………………………… 17

3 不正咬合によって起こる顎関節症について

1. どうして人間は顎関節症になるのだろうか？ ……………………………… 20
2. 側頭骨の不思議 ………………………………………………………………… 20
3. 顎関節症の不定愁訴 …………………………………………………………… 22
4. 顎関節症の診査 ………………………………………………………………… 23
   1）問　診 ……………………………………………………………………… 23
   2）視　診 ……………………………………………………………………… 23
   3）触　診 ……………………………………………………………………… 23
   4）スタディモデルによる診査 ……………………………………………… 24
   5）オルソパントモによる診査 ……………………………………………… 27
   6）頭部X線規格写真による診査 …………………………………………… 34
   7）ハノー・フェイスボウによる診査 ……………………………………… 35

5．顎関節症の分類 ……………………………………………………………… 38
　　6．顎関節症の治療 ……………………………………………………………… 39
　　　1）開口障害がある場合………………………………………………………… 39
　　　2）正しい下顎位への誘導……………………………………………………… 40
　　　3）最終処置……………………………………………………………………… 45
　　　4）予後の判定…………………………………………………………………… 45

II 症例紹介

1 オクルーザル・メタルスプリントによる治験例

症例1：噛むと左顎に音がして，食事中に違和感がある． ……………………………… 50
症例2：口を大きく開けると顎が外れそうになり，咬合の不安定感が気になる． … 56

2 クラウン・ブリッジ，パーシャルデンチャーによる治験例

症例1：左顎が痛い，偏頭痛が気になる． ………………………………………………… 58
症例2：治療済みだが，噛み合わせがおかしく，物が噛めない． …………………… 64
症例3：左顎が痛い． ………………………………………………………………………… 70

3 インプラントを前提とした治験例

症例1：右側が痛く，左側でもよく物が噛めない． …………………………………… 74
症例2：右下の歯肉と右上頬にかけて強い痛みがあり，頭痛がひどい． …………… 79

4 歯列矯正による治験例

症例1：左顎がガクガクして口が開けにくい．右上の奥歯が滲みて痛い． ………… 86
症例2：左顎が痛く，また偏頭痛もひどい． …………………………………………… 95

むすびに

I 総　　論

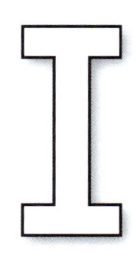

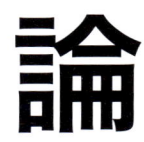

いかなる症例においても診断こそが最も重要であり，術者の能力に比例するものである．

1 不正咬合を治す前に まず正しい咬合を知ろう

　人類の口腔内に歯が存在し，咀嚼という行動が変わらない限り咬合理論は不変であり，常について回るものと思われる．

　我々が日常遭遇している症例のほとんど全てに，大なり小なり咬合に異常が認められるといっても過言ではない．咬合の異常に対する自覚症状がなくても，肉体的変化や過労，精神的ストレスなどの刺激が加わると顎関節障害を起こし，それに伴う不定愁訴を訴える患者が多いことに驚かされる．

　歯内療法，歯周療法，歯冠修復，欠損補綴，インプラント，歯列矯正，いかなる治療でも咬合に注意を払わないと，トラブルが起こりやすい．日常臨床で遭遇する色々な不正咬合の判断基準として，正常咬合を理解しておくことが大切である．

1. 正常咬合（矯正学的）について

　従来，歯科矯正学では正常咬合について次のようなことがいわれている（**図1，2**）．

1) 上下の第一大臼歯がClass-Ⅰの関係
2) 前歯のオーバージェットが1～2mm
3) 前歯のオーバーバイトが10～20%
4) スピーのカーブがない
5) 歯列弓が左右対称
6) アーチの長さが十分であり，アイデアルアーチの形態
7) 1歯対2歯の咬合
8) 歯軸が正しい
9) 歯の捻転がない
10) 上下前歯の正中線が一致

としているが，筆者は1）に関して，上下第一大臼

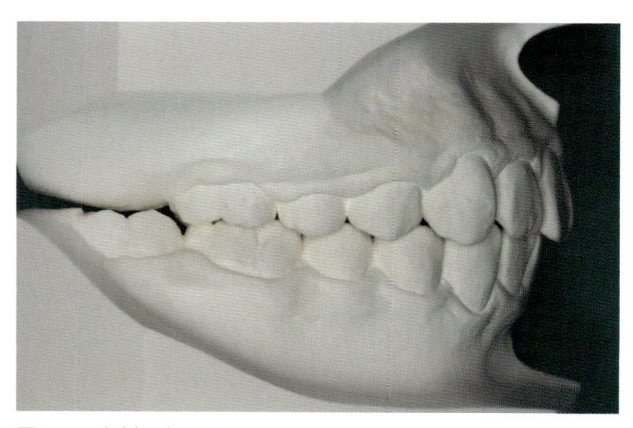

図1　1歯対2歯のClass-Ⅰ咬合

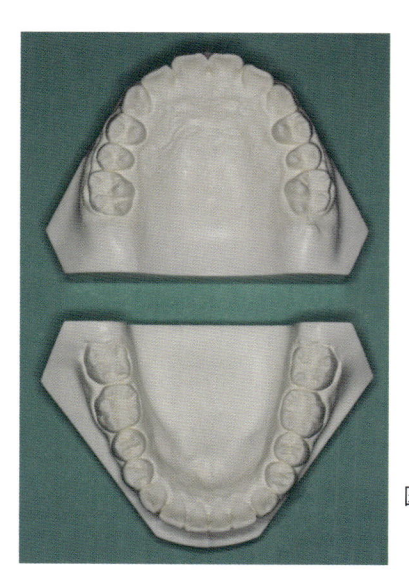

図2　矯正後の咬合面．ゆったりとしたU字型である

歯が前方移動していてもClass-Iの場合があり，4）に関しては，咬合平面の適度な生理的彎曲は必要である．また，10）に関しては，**頭蓋正中線**＊と上下前歯の正中が一致と考える．しかし，これは模型上の定義であり，正常咬合の機能的な内容は記載されていない．

ここで正常咬合を論じるにあたり，興味深い症例を提示する．「痛くて口が開かない」と来院した患者である（図3）．一見，理想的な咬合状態に見え（図4），模型上でも矯正学的正常咬合の要件を満たしているが開口障害である．何故か？

診査の結果，上顎歯の萌出不足により上顎咬合平面全体が低く，転職したばかりの仕事上のストレスによる睡眠中のクレンチングが原因で発症した，開口障害を伴う顎関節症である．大臼歯部にはクレンチングによる摩耗と歯冠破折が見られる（図5）．

この症例が示すように，矯正学的正常咬合の要件を満たしていても顎関節症は起こる．逆に，**歯列不正があっても顎関節症を起こすとは限らない**．

この点からも，正常咬合を論じるうえで歯および顎関節の形態，機能，顎運動など**機能的な項目**を最重要視すべきである．

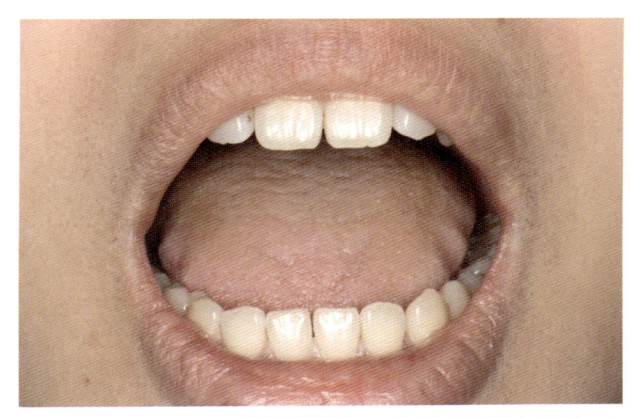

図3　開口痛により，2横指が限界でこれ以上は開けられない

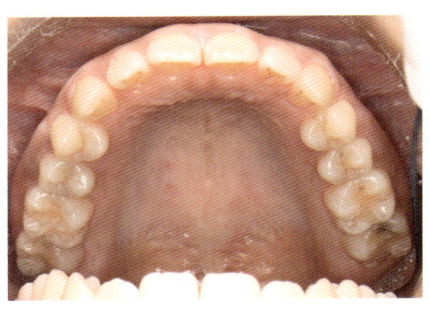

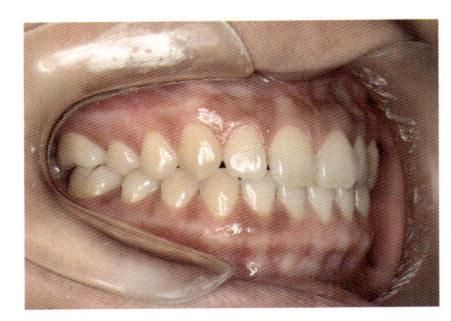

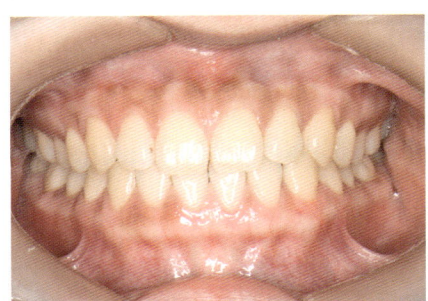

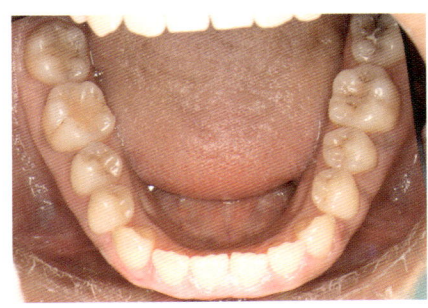

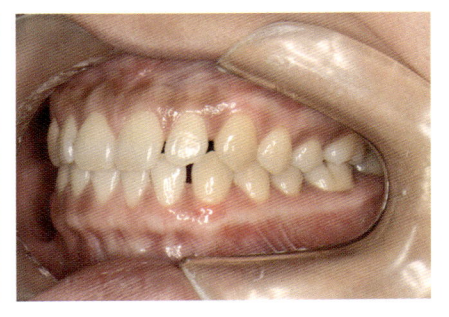

図4　歯列および咬合状態はほぼ完璧に矯正学的正常咬合の要件を満たしている．
（注）本文中の上下顎咬合面写真はミラー像を反転したものである

＊頭蓋正中線とは，正貌セファロX線写真上で，鶏冠（Crista galli）とスタディモデル上の，上顎正中縫合の前方延長線が示す前歯部の点を結んでできる線（詳細は顎関節症の項p.20～参照）．

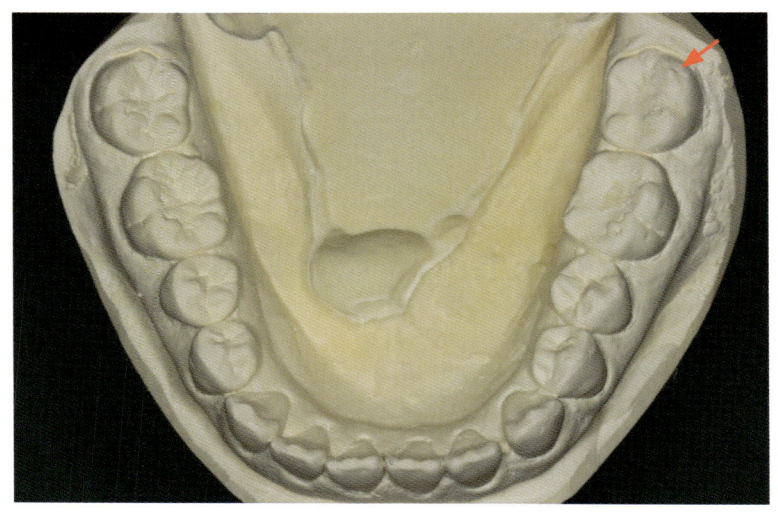

図5 大臼歯に摩耗と，一部歯冠破折がある（赤矢印部分）

2. 機能的正常咬合について

筆者の考える機能的正常咬合とは

A．正しい咬合平面を有する上顎（頭蓋）に対して，下顎が正常位置にある
B．各歯の形態が正常であり，歯冠，歯根ともに上下顎に対して正しい位置にあり，各歯の持つ本来の機能（順次離開咬合）が正常に発揮され，歯周組織が健全である
C．顎関節の形態および機能と，それに伴う関連組織の機能が正常である

前述の症例ではBのみが該当し，A，Cはともに当てはまらない．歯列不正の場合Bは該当しないが，AとCを満たしていれば顎関節症は起こらない．
ここで，機能的正常咬合の各項について説明する．

Aについて─正しい咬合平面とは？

矯正学的には，側貌頭部X線規格写真（以下，**側貌セファロ**と略す）上で，咬合平面はフランクフルト平面に対し10度前後の角度が望ましい．この度数が急峻になるほど下顎は前方に出にくくなりClass-Ⅱの傾向を示し，平坦になるほど下顎は前方に出やすくなりClass-Ⅲの傾向を示す（図6）．
神奈川歯科大学の佐藤貞雄教授らの研究による

と，正常咬合者で先天的に第三大臼歯のない人では，成長に際して咬合平面は頭蓋に対して角度を変化させずに平行移動し，上下顎がバランスよく発育するという報告がある[1]．このことは，第三大臼歯の萌出が咬合平面の角度を変化させる可能性があることを示唆しており，第三大臼歯の早期抜歯を推奨する由縁である．

さて，咬合平面の持つ意義であるが，下顎の回転運動は左右下顎頭を結んだヒンジを中心に行われる．しかし，咀嚼運動の回転中心は，咬合平面と第一頸椎（環椎），第二頸椎（軸椎）の接点を結んだ延長線上付近にある．このことは非常に大きな意味を持つ（過去にX線透視による咀嚼運動中のダイナミックな下顎の動きを見た貴重な経験がある）．したがって，咬合平面が狂うと頸椎に異常をきたす可能性があることは容易に想像できる．

余談であるが環椎は英語でAtlas（ギリシャ神話に出てくる**天を支える神**）といい，宇宙をも思考できる人間の大事な頭部を支えているのである．

補綴学的には，**切歯乳頭の最頂部から下方に15mm，左右ハムラーノッチ最深部から13mm下方の仮想平面**が，その人の望ましい咬合平面の基準となる．小臼歯群はこの平面よりわずかに突出し，前

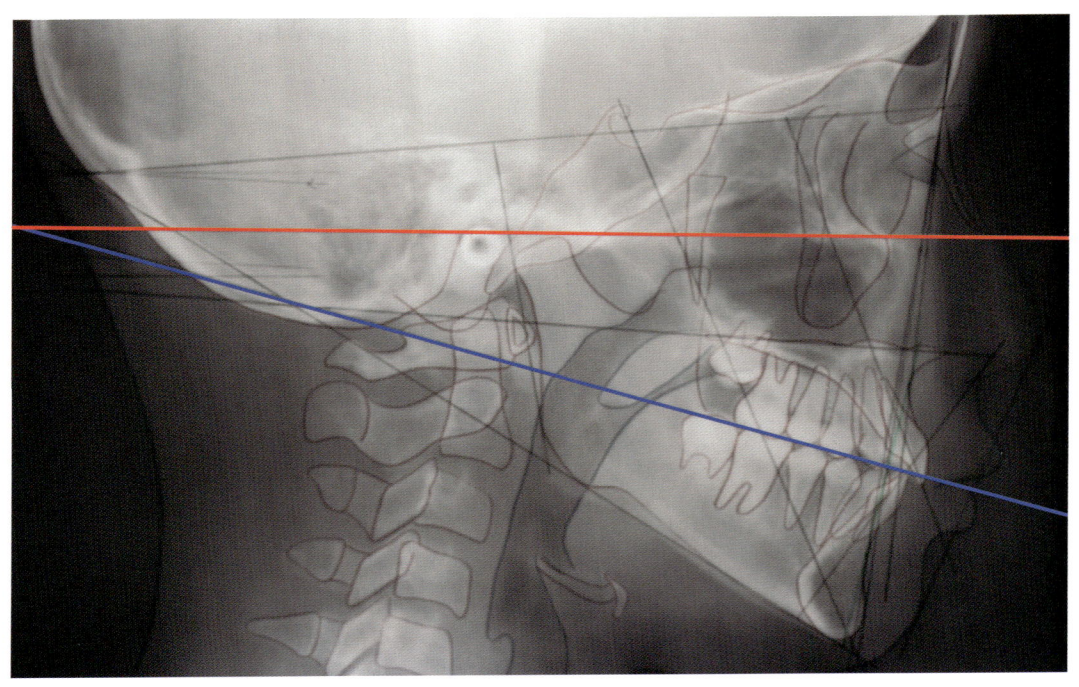

図6 咬合平面（青線）はフランクフルト平面（赤線）に対して，10度前後の角度がよい

歯，大臼歯群は生理的彎曲を持ってわずかに離れるのが理想的である．ハムラーノッチは上顎骨，口蓋骨，それに大脳を支えている柔軟性に富んだ蝶形骨が交わるところで，咬合の状態により変化しうる場所である．

咬合平面を診査するうえでこの仮想平面は非常に役に立ち，スプリント製作時の目標となる．

臨床のアドバイス

日常臨床で咬合平面を簡単に診査するには，咬合平面板などを用いて上顎の咬合面を前方側方から診査し，左右の高さの相違，挺出歯の有無などを確認する．挺出歯がある場合，そこが支点となり下顎が偏移したり，対合歯に負担をかけたりすることがあるので注意が必要である．詳しくは，フェイスボウトランスファーによりスタディモデルを咬合器にマウントし，精査すべきである．

Bについて—各歯の持つ本来の機能が正常に発揮されることとは？

それには，各歯の萌出のメカニズムおよび咬合様式について理解するとわかりやすい．

a．正常咬合確立のための萌出のメカニズム

人間生まれてから死にいたるまでさまざまな人生を歩んでいくように，咬合も人それぞれ変化していく．新生児無歯顎から乳歯萌出，混合歯列，永久歯列を経て，きわめて条件がよければ28本の有歯顎で一生を全うできるが，不幸にも最終的に無歯顎になる場合もある．

ここで，正常咬合をわかりやすくするために，正常な状況下における**乳歯→混合歯列→永久歯列**の萌出のメカニズムを把握しておくことが大切である．

（1）新生児は母親の乳頭を吸引するために口輪筋，頬筋，舌筋を活発に使い，これにより上下歯槽の被蓋ができる（**図7**）．

（2）乳歯列が完成すると咀嚼の能力が増進し，次第に咬合面の摩耗が進む（歯軋りもするが，これは異常ではない）．
（3）摩耗が進むと，顎運動は前方側方自由に動けるフルバランスに近い状態となり，下顎の限界運動が決まる．顎関節もこの運動を受け入れられる将来の雛形が形成される．ゴシックアーチとチューイングサイクルを示す（**図8**）．
（4）顎骨の発育とともに前歯部コンタクトが離開し，永久歯を入れるためのスペースをつくる．いわゆる「すきっ歯」になってくる．
（5）第二乳臼歯の後方に第一大臼歯の萌出が始まる．第一大臼歯の近心面は第二乳臼歯の遠心に必ず接触し，頬舌的には舌の側縁と頬筋によってガイドされて萌出する．第一大臼歯は第二乳臼歯の咬合面と相似形をしており，第二乳臼歯の運動方向と一致しながら萌出するため捻転を起こしにくく，乳歯列の顎運動を継承する（**図9**）．
（6）口腔内で咬頭傾斜の一番きつい上下第一大臼歯が嵌合位に入ると，顎運動は上下第一大臼歯に支配され，運動方向は上下第二乳臼歯で与えられた運動方向を継承するが，咀嚼運動中では咬頭傾斜がきついため，上下乳臼歯のときよりも狭い運動範囲となる（**図10**）．
（7）このとき前方・側方運動をすると，咬頭傾斜のきつい上下第一大臼歯に支配されるため，前方乳歯群は**前方離開**することになる．
（8）上下中切歯，側切歯が萌出して被蓋ができると，前方運動のガイドがつくられる．
ちなみに，上顎前歯の舌面形態によってつくられる矢状切歯路角は，矢状顆路角の10度プラスが望ましい（これにより前方運動時に臼歯部は理想的な離開を示す）（**図11**）．
（9）上下第一・第二小臼歯が萌出嵌合すると，上下第一大臼歯よりも咬頭傾斜がきついため側方運動の顆路傾斜も急になり，咀嚼運動も乳歯列時代の横方向から縦方向へと変化してい

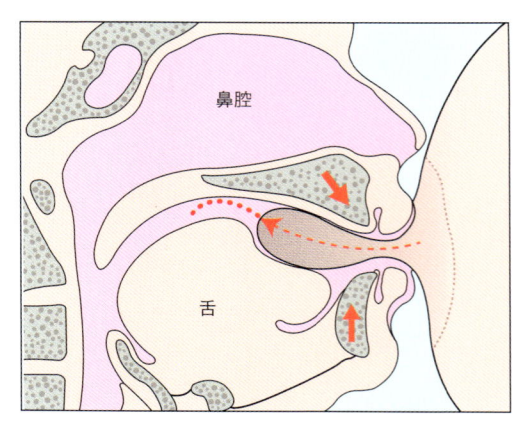

図7 乳頭を力強く吸引し，舌で口蓋に押し付けることによって上下歯槽は赤矢印方向に発育する（伊藤吉美，1985[2]）より改変）

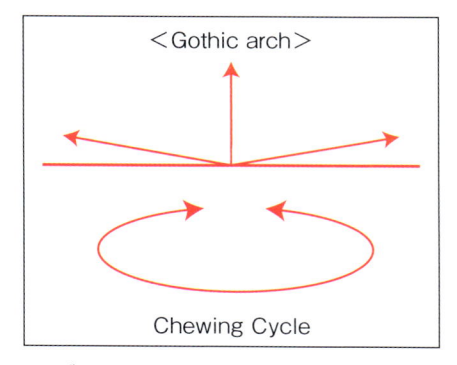

図8 ゴシックアーチとチューイングサイクル

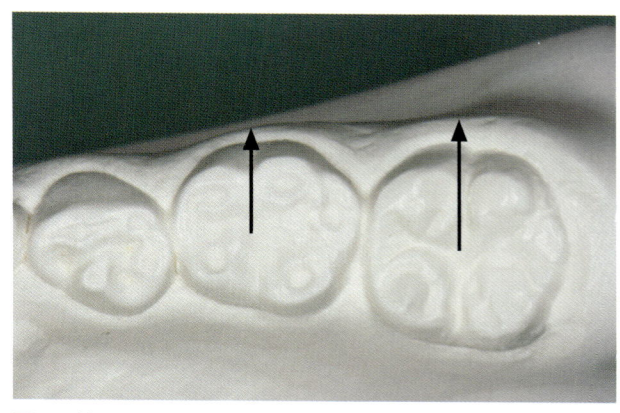

図9 第二乳臼歯の運動方向と一致

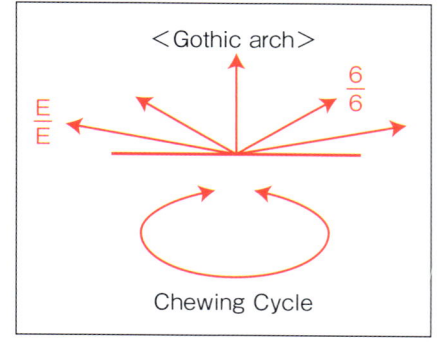

図10 第一大臼歯の運動方向は乳歯列のときより狭くなる

く（**図12**）．

(10) 最後に口腔内で最も咬頭傾斜の強い上下犬歯が萌出嵌合して，前歯群とともに前方側方のガイドが完成して**臼歯部離開**が起こる．咀嚼運動も幅の狭い縦モーションとなる（**図13**）．ちなみに，側方運動時の顆路と犬歯の誘導路角は約45度で一致する．

(11) 顎関節構造においては，乳歯列時にできた許容範囲の広い雛型により，永久歯列完成時の狭い運動範囲は容易に許容される．

b. 萌出終了し咬合が完成されると

（1）中心咬合位では，上下の歯は1歯対2歯の関係で最大接触面積を有し，顎位は安定する．石膏模型では歯は動かないが，生体では歯根膜を介在して歯はわずかに動ける範囲を持つ（噛みしめてわずかに歯軋りをすると理解できる）．この範囲を越えて下顎が運動すると，前方・側方運動となるが，このときの歯の接触様式は**順次離開咬合**（Dr.Slavicekの提唱するSequential occlusion）となる．

すなわち，永久歯萌出の順序およびメカニズムにより，順次，咬頭傾斜の険しい歯が萌出嵌合するため，第一大臼歯のガイドを第一，第二小臼歯が部分継承し，第一小臼歯のガイドを咬頭傾斜の一番きつい犬歯が部分継承する．側方運動時，作業側では7＝6→5→4の順に離開が起こり，最後に3-3のみで接触が起こる．非作業側では側方運動開始と同時に，瞬時に4-4が離れ，次に5-5が離れ，6-6が離れ，7-7が離れるが，接触のタイミングは作業側より短い（**図14**）．

（2）中心咬合位では最大の筋力が発揮できるが，側方運動の終末（切端咬合）にいくにつれ筋力は弱くなり，歯および歯周組織を守っている．これは歯根膜に存在する感覚受容器（Proprio cepter）により，歯を破壊しない範囲内での力しか筋肉が働かないためである

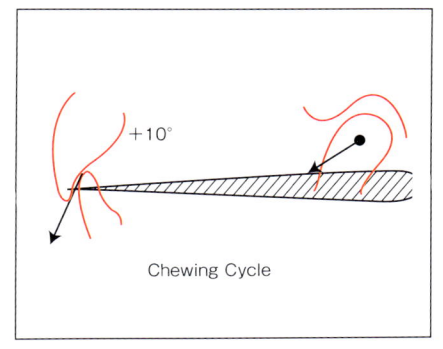

図11 矢状顆路角にプラス10度

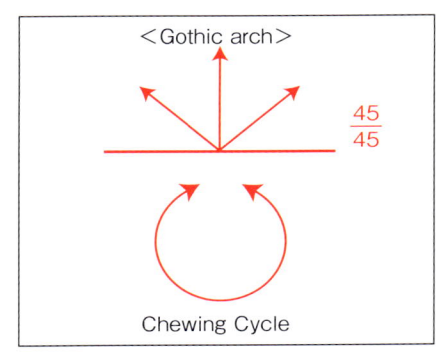

図12 咀嚼運動の変化

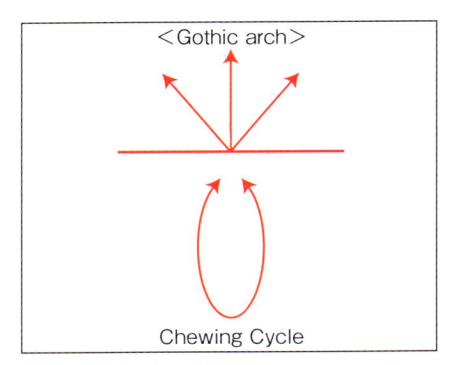

図13 幅の狭い縦モーション

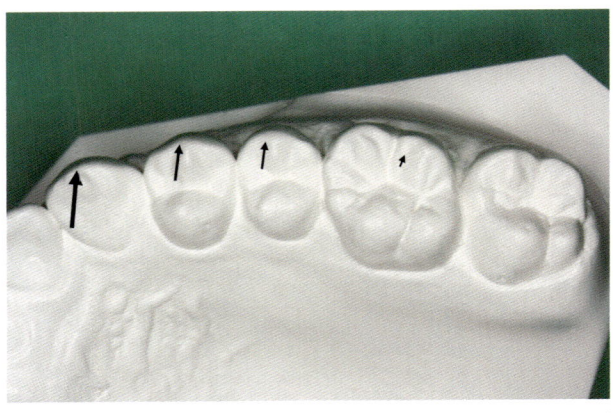

図14 側方運動の滑走範囲（作業側）．中心咬合位から側方運動をしたときの，下顎頬側咬頭の滑走範囲を示す

（睡眠中のブラキシズムは無意識下なので，このメカニズムは働かず，歯および歯周組織を破壊する力を発揮する[3]．また，歯周病で骨吸収が起こると歯根膜も破壊され，感覚受容器も失われるので咬合に対する感覚は鈍くなり，動揺があっても噛んでしまう）．

（3）第二大臼歯は思春期に最後に萌出するが，不正になりやすい．その理由として，1歯対1歯の咬合のため辺縁隆線の高さが合いにくく，咬頭干渉を起こしやすいということが挙げられる．近遠心的萌出のスペースが少なく，外斜線の方が内斜線より位置が高いため，周囲の筋肉によって舌側に倒れやすいなどがある．また，遠心咬合面は顎関節に近いため**咬合の複雑な支配**を受ける．

> **臨床のアドバイス**
>
> 天然歯列正常咬合では側方運動時，非作業側の滑走範囲は存在するが，歯冠修復する場合は離開させた方が間違いを起こしにくい．
> 上下第一小臼歯の咬合接触は，下顎が後方にいかないようにする役目を持っている．
> 歯列矯正における第一小臼歯抜歯症例では，犬歯の後方に咬頭傾斜の低い第二小臼歯が存在するため，側方のガイドは犬歯のみが行うことになり側方運動方向が安定しにくい．また，固定源としての大臼歯も近心傾斜して咬合高径が失われている場合が多く，治療後に下顎が後方に押し込まれることによる顎関節症を起こすことがあるので，注意が必要である（**図15**）．
>
> 図15 第一小臼歯抜歯により歯列矯正された症例で，側方運動では犬歯のみガイドになり，臼歯部低位咬合も相まって，左側顎関節症を呈する

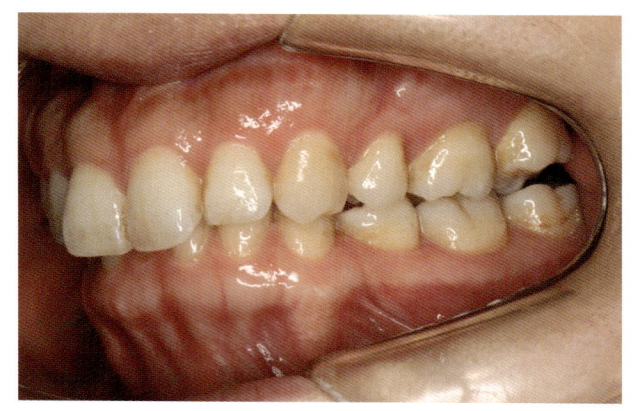

c．完成された正常咬合では
（1）1歯対2歯の咬合様式で，**咬頭対窩**の関係にある．
（2）中心咬合位で噛みしめると，上下の犬歯，第一小臼歯を支点として上下大臼歯が歯根膜の許容範囲内で沈み込み，全歯が緊密に嵌合する．
（3）前歯群の正しいオーバージェット，オーバーバイトにより，前方側方運動時に**臼歯部離開（Posterior separation）が起こる**．これにより，臼歯に加わる側方圧を軽減し摩耗を減少させる役目を果たす．
（4）臼歯は正しい咬合高径を保持して，前歯群の機能を守る役目を果たす．

・**中心咬合位では最大接触面積で全歯が緊密に嵌合する**
・**適切なアンテリアガイダンスにより臼歯部離開（Posterior separation）が起こる**
・**上下大臼歯が咬合高径を保持し前歯群を守る**

これらが，正常咬合を**長期に良好な状態で維持**する条件であり，機能的正常咬合の項目Bの要件を満たす条件である．

d. 正常咬合における咀嚼のメカニズム

　食物が摂取され咬合面に乗ると，Chewing motion（図16の緑の矢印）により，徐々に粉砕されていく．食物の80％は口蓋に流れ，舌の働きにより再び咬合面に戻されて粉砕が続く．このとき，臼歯部の舌側最大豊隆部から咬合面にかけて内側に入るカーブがあることによって舌が咬合面に向かって入り込み，食物を把持し，舌下に入らないようにしている．

　また，上顎では頬筋が上顎歯頬側面に密着し，頬側歯肉頬移行部に食物が行かないようにして咀嚼の効率を上げている．Chewing motionにより食物が細かく粉砕されると上下の歯は限りなく接近し，舌骨が固定され嚥下にいたる（オルソパントモX線写真上で上下歯列に一定のクリアランスがあれば問題ないが，上下の歯が接近している場合，咀嚼中，食物を介在してその歯に咬合力が強く加わることを知るべきである）．

　ちなみに，上下の歯が接触する時間は1日で15分足らずであるが，ブラキシズムがある場合はこの何倍もの時間，歯に強い咬合力が加わることになる．

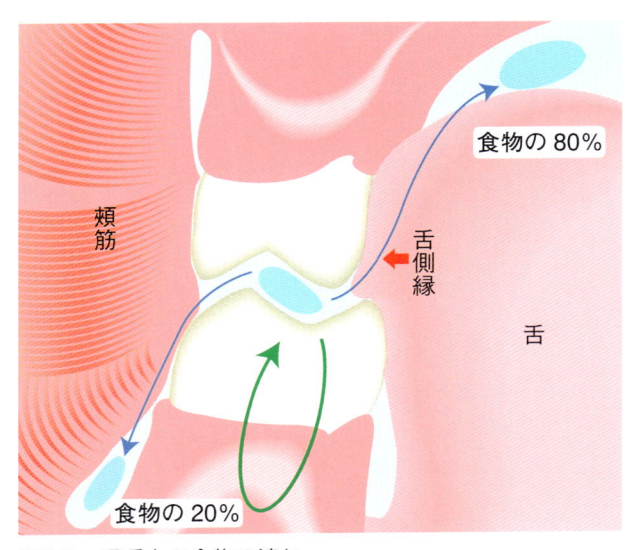

図16　咀嚼中の食物の流れ

臨床のアドバイス

高齢になると顔面筋が弛緩し，頬筋も緊張度が落ちるため，食事中に頬側歯肉頬移行部に食物が停留する場合がある．この事実は，上顎総義歯の臼歯部人工歯排列のときに注意を有する要因の1つである．歯槽頂に配列しすぎると，頬側に食物が溜まりやすく不満をいわれる一因となる．

e. 正常咬合の加齢変化

　人間は加齢とともに咬合様式にも変化が現れる．第一大臼歯萌出嵌合時，中心咬合位と中心位は一致している（CO=CR）．その証拠に，この時期の小児の下顎を中心位に誘導して終末回転運動（Terminal Hinge motion）させると，中心咬合位と一致することで立証される．しかし，加齢的変化により中心咬合位と中心位の誤差が生じ，下顎は術者の後方誘導によってわずかに（1〜1.5mm以内）動く範囲を持つが，この段階ではCO=CRではない．

咬合様式の変化としては，
（1）咬合面が摩耗し，咬合接触の範囲が広くなる．
（2）臼歯部離開（Posterior separation）の量が減り，筋肉の力が強く働くようになる．
（3）コンタクトポイントが徐々に摩耗し，歯が近心移動する．

（4）歯の萌出が起こり咬合面の摩耗を代償するため，中心咬合位が前方に移動する量はわずかである．

（5）以上のメカニズムがうまくいかないと，その代償は下顎前歯の叢生として現れる．

> **臨床のアドバイス**
> 下顎前歯が矯正後にわずかに捻転したり，加齢とともに叢生が現れたりするのは，上記の理由による生理的なものであることを，あらかじめ患者に説明しておくことが大切である．

Cについて—正常な顎関節機能とは？

（1）下顎骨体の長さが左右対称であり，下顎頭の高さも左右等しい（**図17**）．

（2）下顎頭の形態が正常，左右対称で摩耗もない（**図18**）．

（3）下顎窩の前壁の傾斜角度が左右対称で，下顎運動が左右同等に行える（矢状顆路が左右一致）．

（4）関節円板，各筋肉，靱帯が正常で左右対称に機能する．

以上述べたA・B・Cが**機能的正常咬合を満たす要件**である．

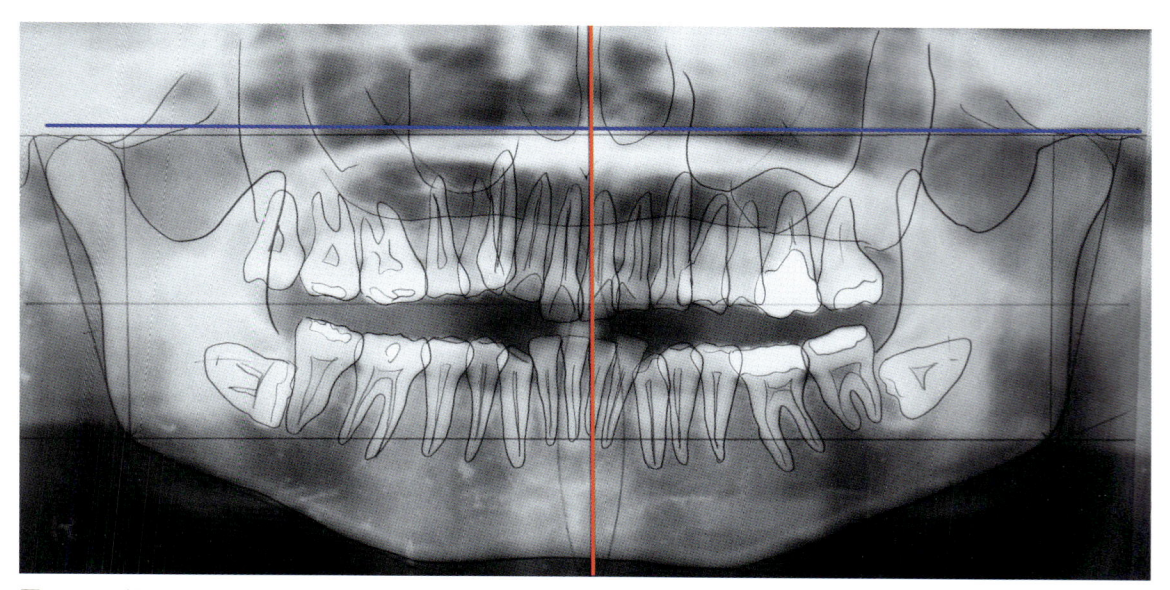

図17　頭蓋正中線に対して下顎正中は一致し，長さも高さも左右対称である

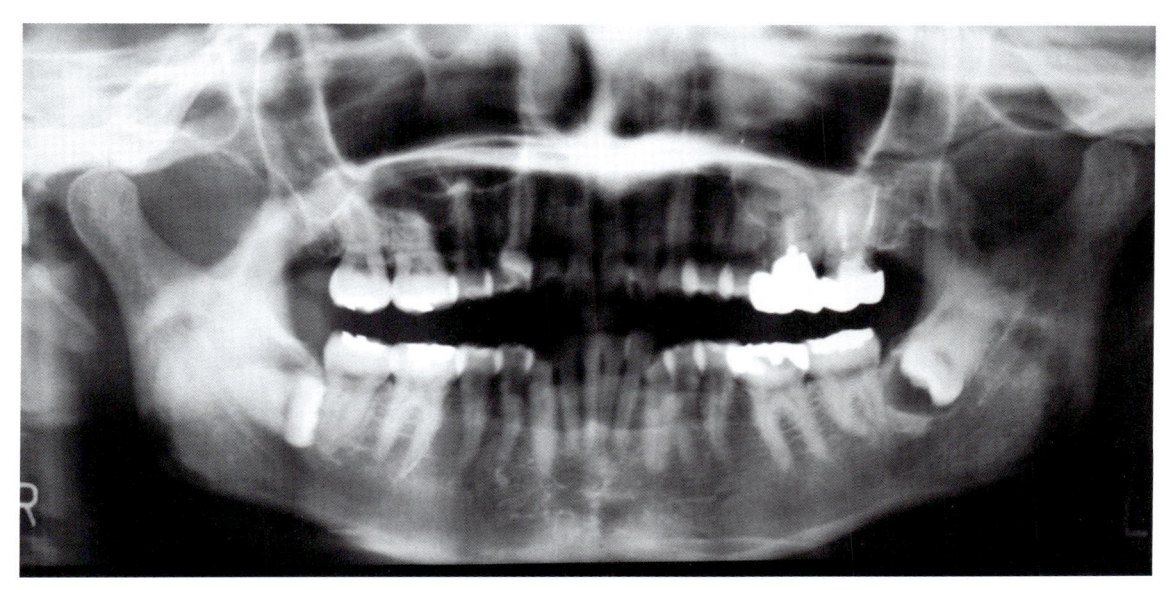

図18　下顎頭の形はほぼ左右対称で摩耗もない

以下に異常な一例を示す（図19〜21）．下顎骨体の長さは等しいが，下顎頭の高さ，形態も左右非対称で左右の矢状顆路にも大きな差があり，開閉口では下顎は右側に偏位する顎関節症である．

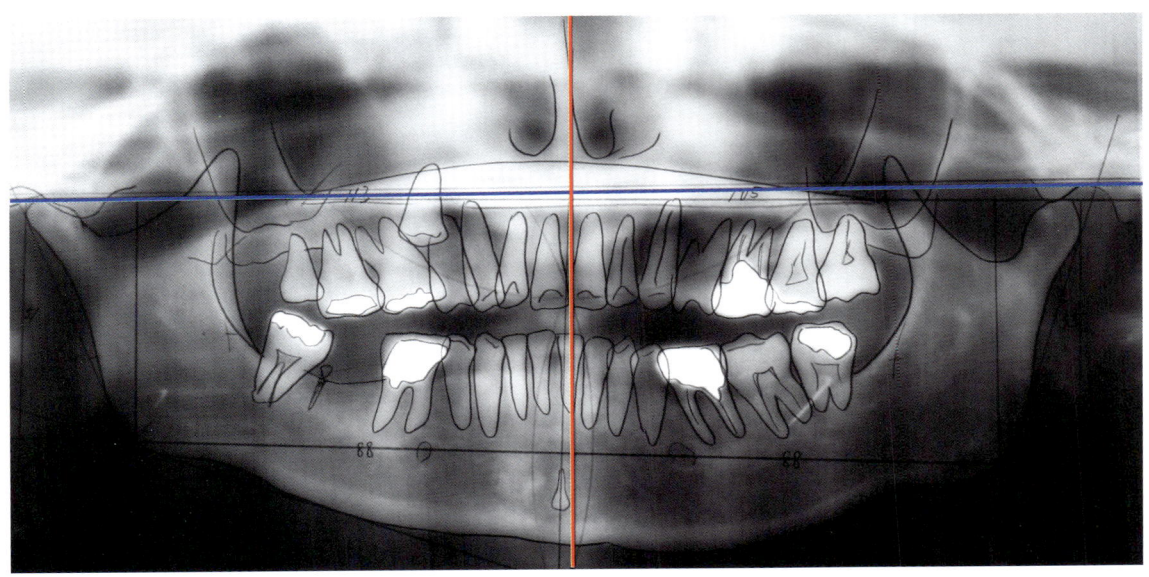

図19　下顎骨体の長さは左右等しいが高さは右が短く，下顎頭の形も左右非対象で，右側下顎頭はかなり摩耗している

1 不正咬合を治す前にまず正しい咬合を知ろう

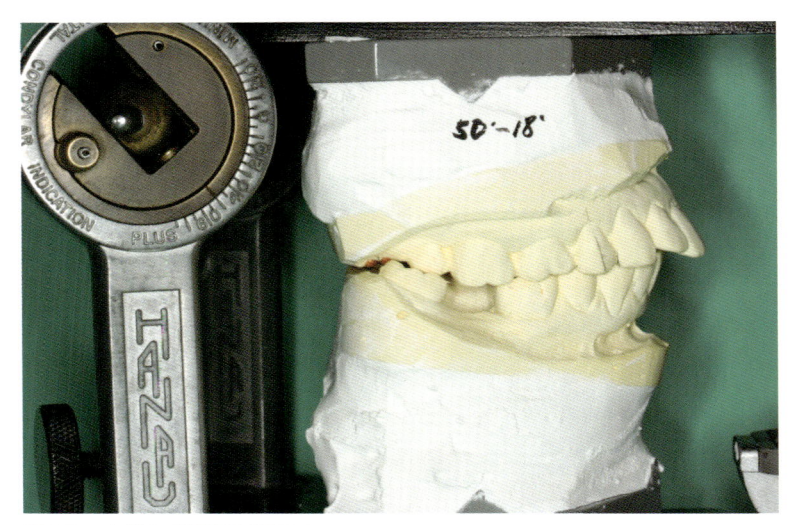

図20　右側矢状顆路は50度

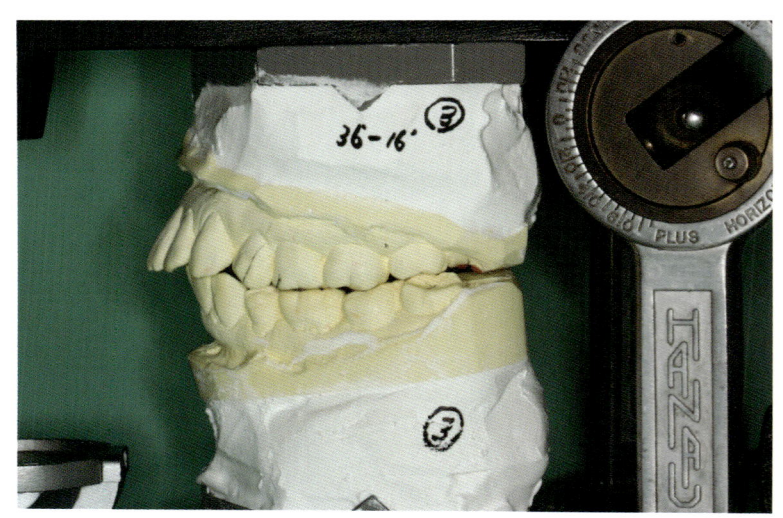

図21　左側矢状顆路は36度

まとめ

　我々の歯科医院を訪れる患者は咬合に何らかの異常をきたしている場合が多いが，もし仮に機能的正常咬合を有する人がいたとしたら（歯科を受診する機会はあまりないと思われるが），この人の咬合は一生のうちどう変化していくのであろうか？

　10年ごとの加齢的変化を，100人位の被検者を対象に80歳位まで全身の健康状態と関連づけて調査をすれば，有意義な結果が出るに違いない．

　もしこれらの被検者の大半が健康で長生きし，良好な食生活を営んでいるとすれば，咬合が健康に大きく関わっていることが再確認され，8020運動と併せて，歯の大切さについて国民の意識も国の評価も，より高くなるものと信じて疑わない．

2 不正咬合はどんな原因で起こるか？

不正咬合とは，口腔系の形態および機能に異常が現れる状態の総称である．
第1章で述べた機能的正常咬合のうち，特にBに相当する項目，すなわち，

- 中心咬合位では最大接触面積で全歯が緊密に嵌合する
- 適切なアンテリアガイダンスにより臼歯部離開（Posterior separation）が起こる
- 上下大臼歯が咬合高径を保持し，前歯群を守る

これらが満たされないと不正咬合に繋がり，顎関節症を起こす原因となりうる．

1. 不正咬合の原因と症状

不正咬合を起こす原因とそれに伴う口腔内症状を挙げる．

1）第三大臼歯による咬頭干渉

水平埋伏歯ではあまり例はないが，垂直萌出している第三大臼歯は上顎第三大臼歯が喪失している場合，挺出して対合の上顎第二大臼歯の遠心と干渉しやすい．特に，前歯部の被蓋が浅い場合では前方運動でオープンバイトになり，アンテリアガイダンスを失う結果となる．下顎運動中，咬頭干渉が支点現象を起こし，顎関節症の原因となる（図1）．

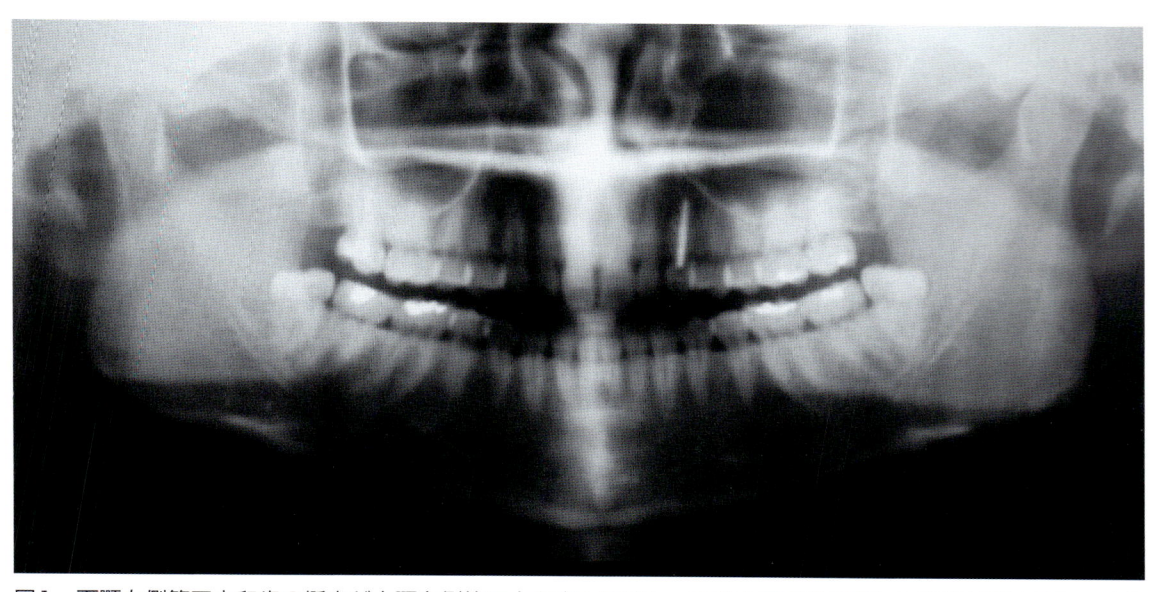

図1 下顎右側第三大臼歯の挺出が上顎右側第二大臼歯と干渉し，左側上顎犬歯に著しい咬耗が認められ，咬合性外傷によると思われる原因で抜髄されている

2）歯列不正による噛み癖

中心咬合位でのバランスが悪く，適切なアンテリアガイダンスもないため噛み癖，生活上の悪習慣などにより下顎は偏位し，不正咬合となる（図2）．

3）側方運動角度の左右差

犬歯被蓋の左右差により生じた不正咬合によって，臼歯部崩壊を招いた（図3a〜c）が顎関節は正常である．

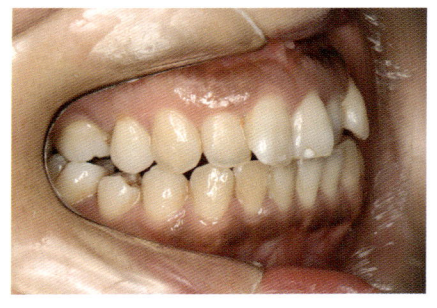

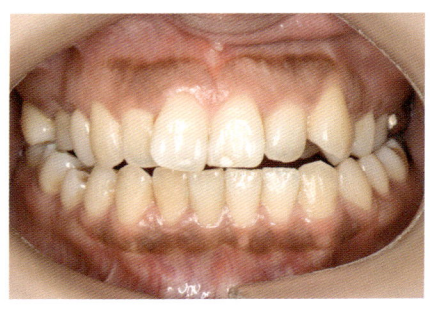

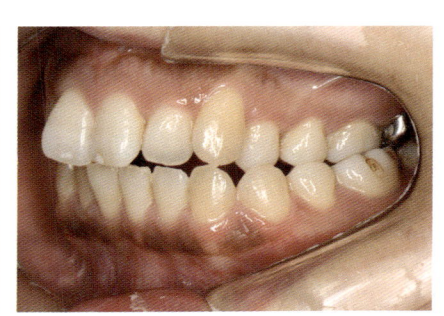

図2　噛み癖により下顎が左側に偏位している．左側にクリックがある

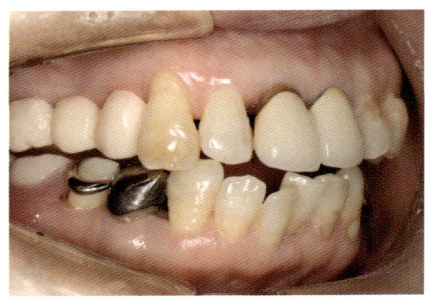

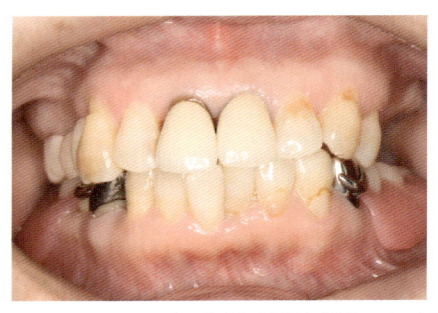

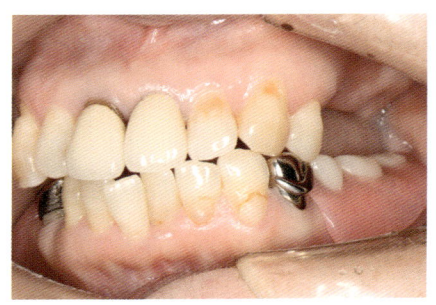

図3a　上顎右側犬歯は被蓋が深く下顎は右にいきにくいが，左側は被蓋が浅いため下顎は左にいきやすく，左噛みの習慣（噛み癖）およびブラキシズムにより左側の臼歯部の崩壊を招いた．5̄7̄，6̄，6̄は保存不可能のため抜歯してある

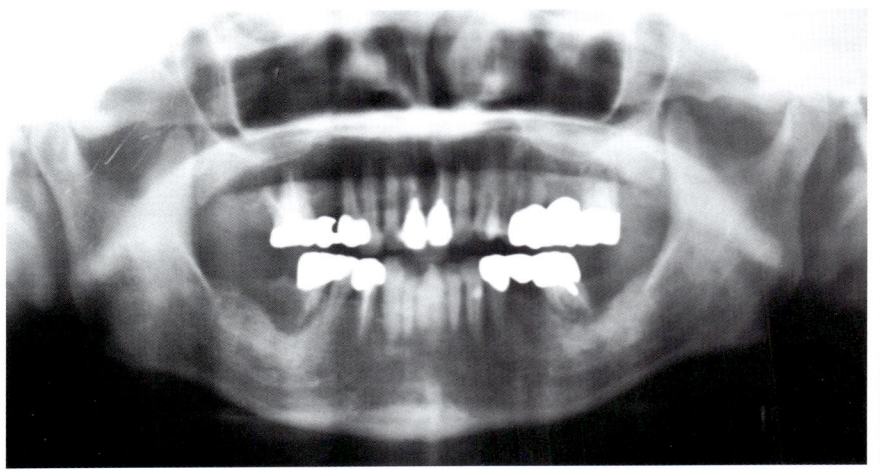

b　初診時抜歯前のオルソパントモX線写真．顎関節症状はない

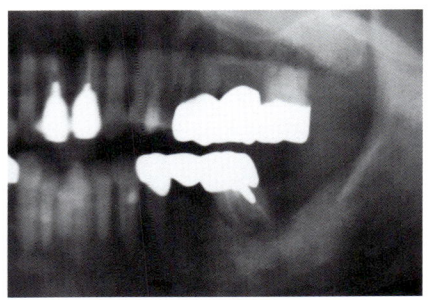

c　左側拡大写真を示す．5̄7̄，6̄ポケットは，いずれも9〜10mmで保存不可

4）修復物の脱離および欠損部の放置

中心咬合位での臼歯部の咬合高径維持が失われると前歯部はフレアーアウトし，不正咬合とともに歯周病は悪化する（図4）．

臼歯部欠損を放置すると前後の歯は傾斜移動し，同側の咬合高径の喪失を招く．これにより下顎位の偏位をきたし，顎関節症にもなりかねない（図5, 6）．

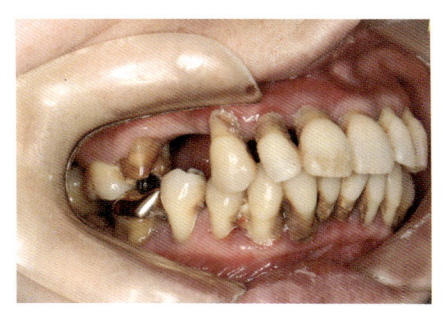

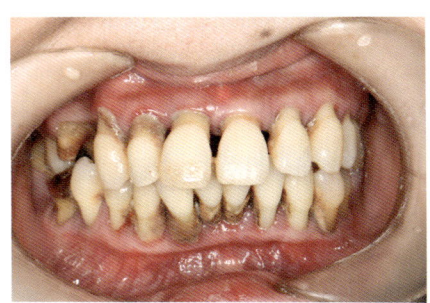

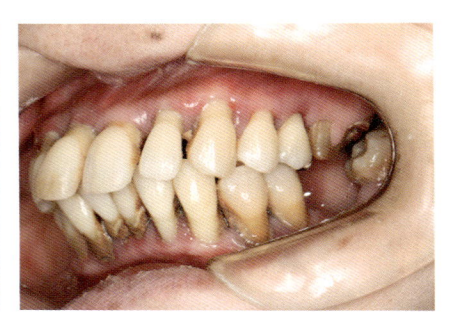

図4　臼歯部の咬合高径喪失により，前歯部がフレアーアウトして重度の歯周病が進行している

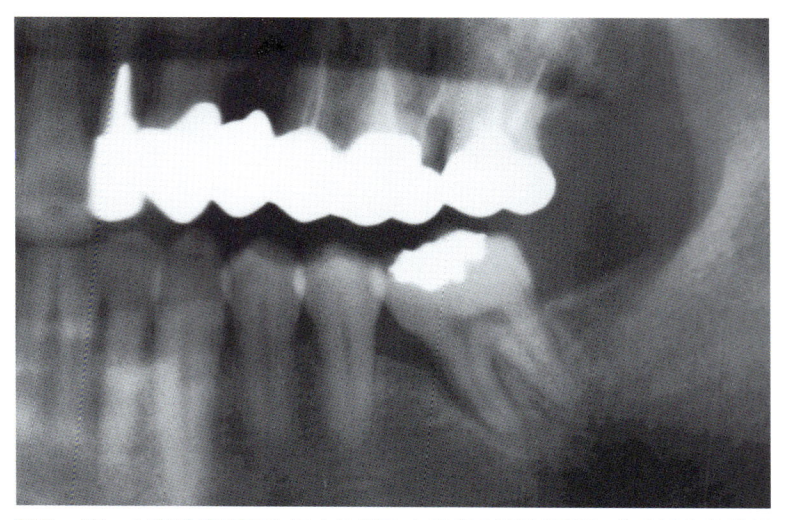

図5　第一大臼歯早期喪失により第二大臼歯の近心傾斜による近心歯槽骨の吸収をきたし，同側の咬合高径が失われている

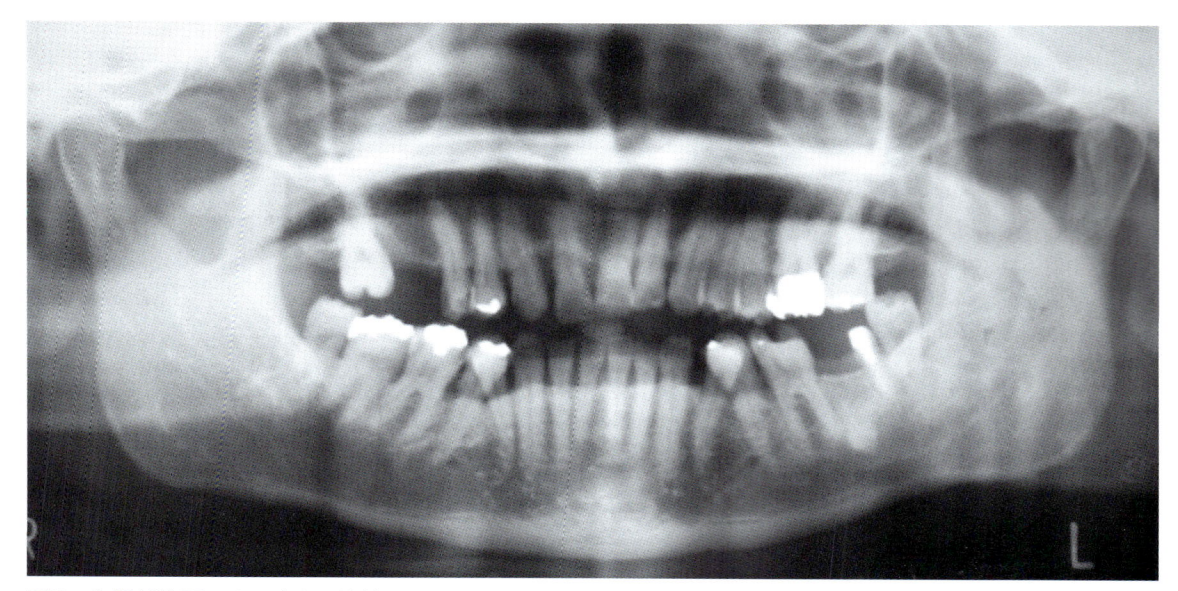

図6　欠損部放置による咬合の崩壊により，顎関節症を引き起こす．開閉口時，下顎は大きく左右にぶれる

5）咬合高径の低いクラウン・ブリッジおよび義歯

補綴物に適正な咬合高径が与えられないと色々な障害を起こす．特に，アンテリアガイダンスのきつい症例では下顎は前方に出にくい環境にあるため，わずかな咬合高径の消失でも下顎は後方に押し込められ，顎関節症を起こす（図7）．

総義歯の場合でも適正な咬合高径は大切である．総義歯にいたるまでの歴史の中で顎関節に障害が全くない症例はまれであるが，咬合高径を挙上する場合は注意が必要である．長い間低いままの義歯を使用していると，口腔粘膜，咀嚼筋，上下骨体にいたるまで変化が大きく，咬合挙上に耐えられない場合がある．若い頃の咬合高径にはとても回復できない．各患者に見合った咬合高径を見つけることが大切である（図8）．

6）修復物の材質に起因する対合歯の変化

補綴物の材質，特に下顎運動をガイドする歯，咬合高径を維持する歯の材質には注意を払わなければならない．著しく摩耗が早く進むと下顎運動が変化し，今までなかった咬頭干渉も出現する可能性もあり，不正咬合に発展する危険性をはらんでいる（図9）．

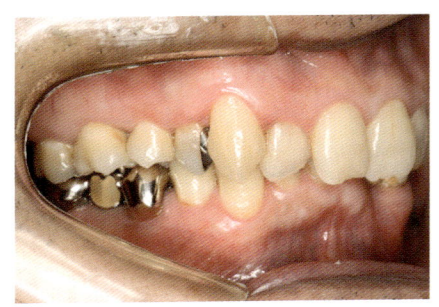

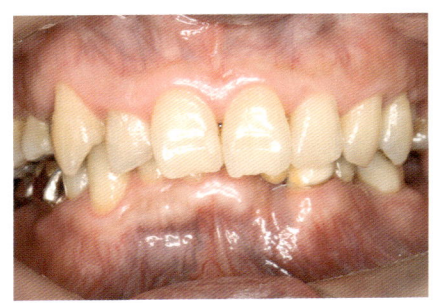

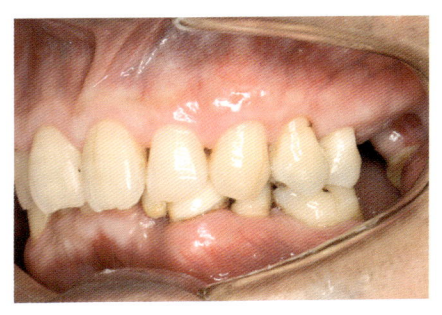

図7　臼歯部の咬合高径が低いために過蓋咬合になり，顎関節症による開口障害を呈する

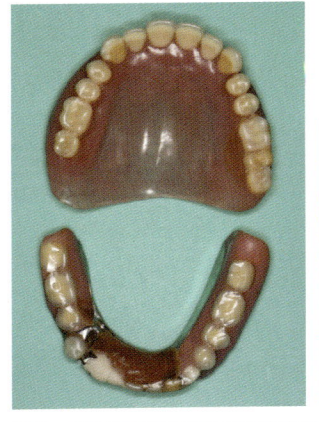

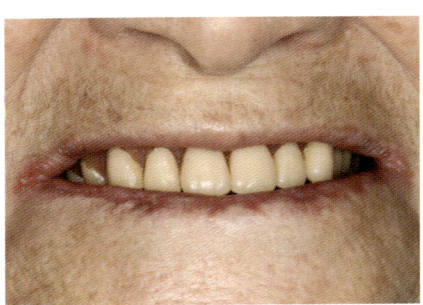

図8　咬合高径の低い総義歯による口角炎

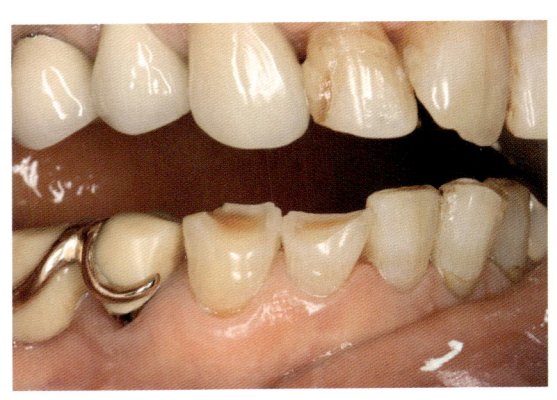

図9　対合のポーセレン冠により摩耗が著しい下顎の天然歯，側方運動の様式が変化する

不正咬合を起こさせないための材質について

1) 臼歯部のクラウンに関しては,白金加金（Platinum-gold alloy,以下,PGAと略す）がエナメル質と同等の摩耗度を持つため馴染みやすく,耐久性があり咬合高径を維持するうえで優れている.
2) 比較的小さな窩洞のインレーでは20K-Goldが適している.辺縁封鎖に優れ,金属疲労しないため変形しにくく,また,抗菌作用もある.しかし,窩洞が咬頭にかかる場合は少し硬度のあるPGAにすべきである.
3) 銀の含有量の多い金属は金属疲労し腐食しやすく,銀イオンが流出して歯肉を変色させることがある.
4) 前方・側方運動に関与する歯には,対合歯を摩耗させない材質および方法を選ぶべきである.研磨不十分なポーセレン冠はヤスリのような役目をし,対合の天然歯を瞬く間に摩耗させるので,注意が必要である.この場合,睡眠中のブラキシズムによる摩耗・破折を防ぐためにナイトガードを使用させるべきである.
5) 審美性を考慮した臼歯部のコンポジットレジン充填は,年月が経つと摩耗が進み,対合歯が挺出して咬合を変化させる場合があるので,大きな窩洞に使用する場合には注意が必要である.
6) 総義歯で上顎前歯に陶歯を使用した場合,下顎前歯には摩耗してくれるレジン歯を使用し,上顎前歯部のフラビーガムを防止する.

口腔内に色々な材質の修復物がある場合,特にポーセレン冠が数多く装着されている場合などは,それぞれ硬さや摩耗の度合いが異なるため,できれば半年に一度,少なくとも年に一度は咬合チェックをかねて,メインテナンスが必要である.

この他に不正咬合によって起こる口腔内の症状としては,**咬合性外傷**による歯頸部楔状欠損（以下,WSDと記す）,エナメル質表層のクラック,齲蝕,知覚過敏,歯髄炎,歯根膜炎（以下,Perと記す）,歯冠破折,歯根破折などがある.

最近Per症状の原因として,歯根破折が大きくウェイトを占めるようになってきた.抜髄操作,築造の種類など考慮に入れなければならない問題があるが,歯根破折の原因は大半が睡眠中のブラキシズムであると考える.不正咬合を治療し,安定した咬合状態をつくることが大切である.

3 不正咬合によって起こる顎関節症について

　自覚のあるなしに関わらず，来院患者の多くに何らかの不正咬合が認められ，放置すれば改善することなく，将来，顎関節症に移行すると思われる症例が多い．

　原因としては，**上顎に対する下顎位の不正**が第一に挙げられる．すなわち，その人の正しい下顎位にすると前歯が当たったり，クラウンやブリッジが高かったり低かったりしてそこでは噛めないため，噛むために下顎が不正な位置に強いられている状態である．これに精神的ストレス，肉体疲労，生活内の悪習慣（頬杖，寝癖，噛み癖，悪い姿勢など），ブラキシズム，遺伝，性格，適正を微妙に欠いた歯科治療などが誘因となって，色々なタイプの顎関節症が発症する．

1. どうして人間は顎関節症になるのだろうか？

　それは，顎関節の機構に問題がある．肉食動物の下顎運動は切り裂くための**回転運動**しかしないため顎関節症になることはありえないが，人間の場合，これに**滑走運動**が加わるので複雑になる．下顎をスムーズに運動させるための関節円板は本来，筋肉によって下顎頭の動きとともにバランスよく動くのであるが，種々の原因によって失調をきたし，うまく機能しなくなった状態が「顎関節症」である．

2. 側頭骨の不思議

　歯の発生とともに顎関節部の発育が起こり，下顎骨の発育とともに下顎頭の受け皿となる側頭骨の下顎窩も形成される（**図1**矢印部分）．

　顎関節は英語でTemporomandibular joint(TMJ)

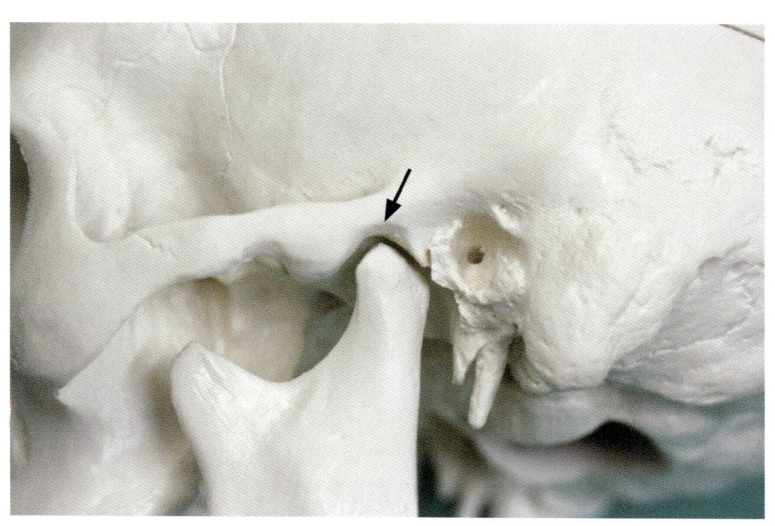

図1　側頭骨の下顎窩の形成

というが，これを直訳すると「側頭下顎接合」となる．顎関節症を述べるにあたって下顎頭と関節円板の関係についての記述は多いが，下顎窩を形成している側頭骨との関係を論じたものは少ないように思える．

筆者が治療した数多くの症例をオルソパントモX線写真（以下，**オルソパントモ**と略す），および頭部X線規格写真で調べてみると，発育期に何らかの理由（噛み癖，生活内悪習慣，遺伝など）により，下顎骨体の長さおよび高さの左右差，下顎頭の形態の左右不対称性が見受けられる．

この場合，下顎窩もそれに準じて形態を変え，側頭骨も左右で3次元的にその位置をずらしていることが多い．そうなると当然外耳道も左右でずれており，側貌セファロを撮影する際に，水平に設定されたイヤーロッドを外耳道に入れると頭位は傾斜または捻転し，下顎下縁および後縁はずれて写ることになる．

この時点で，初期の顎関節症の要素を持つが，生体がうまく順応して発症にいたらないことが多い．

なぜなら，側頭骨が頭蓋骨の中で**鱗状結合**という特別な結合様式を持つことに由来しているからである．

過去に数多くの矯正の症例発表を拝見してきたが，下顎下縁のダブリについて言及した講演は，ほとんどなかったといっても過言ではない．

＜鱗状結合＞

頭蓋骨は冠状結合により緊密に結合しているが，唯一側頭骨だけは鱗状結合（へばりついてる状態で可動域がある）である．その構成部分である頬骨突起（**図2-①**）には咬筋が，乳様突起（**図2-⑤**）には胸鎖乳突筋と顎二腹筋など，また鱗部（**図2-⑥**）には広い範囲で側頭筋が付着している．**図2-⑧**の茎状突起には茎突舌骨筋，茎突咽頭筋，茎突下顎靭帯，茎突舌骨靭帯などが付着しており，それぞれが機能を発揮することにより，下顎の正常な働きをつかさどっている（**図2**）[4]．

咬合や筋肉のバランスが変化して下顎がわずかに偏位したとしても，側頭骨は鱗状結合がゆれにわずかながらずれて対応し，頭蓋に影響を与えないようにできるのである．自然とは，驚くほどよくできているものである．

側頭骨はこの下顎位の変化に対応してわずかに偏位し，顎関節症の発症を抑えていると思われる．しかし，この範囲を越えて下顎位のずれが起こると左右の筋肉のバランスに変調をきたし，頭位が傾斜したり，これを支えるために背骨が彎曲したりして不定愁訴の発現となる．

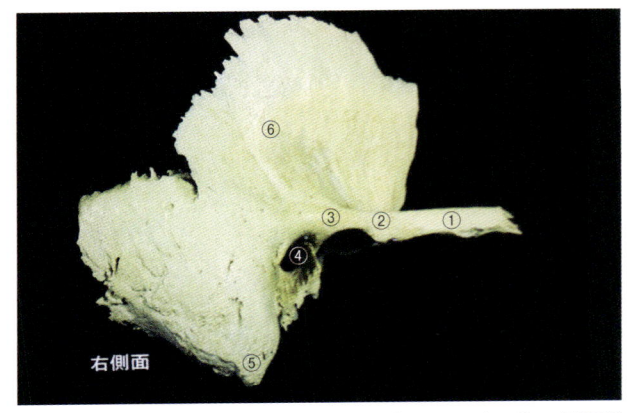

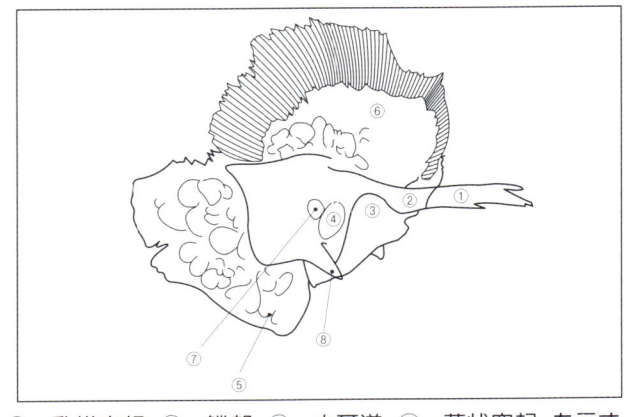

図2　①…頬骨突起，②…関節結節，③…下顎窩，④…外耳孔，⑤…乳様突起，⑥…鱗部，⑦…内耳道，⑧…茎状突起，を示す．

3. 顎関節症の不定愁訴

顎関節症に関連した不定愁訴は驚くほど多い．アメリカの矯正医，Dr. Taylorは以下のようなことを挙げている．よく現れる症状としては，偏頭痛，こめかみの痛み，目の痛み，耳の痛み，耳鳴り，聴力低下，喉の痛み，首の痛み，肩こり，背中の痛み，腰痛などが多い[5]．

1. 頭痛
2. 開口時，閉口時に片側または両側の関節にクリック音などがある
3. 眼瞼の痙攣
4. 強い光による目の痛み
5. クレンチング，グライディング
6. 開口時，閉口時に下顎が動かない
7. 顔，下顎，目の痛み
8. 耳の痛み
9. 聴力障害
10. 眩暈
11. 耳鳴り，雑音がする
12. 首，左右の肩のこり・痛み
13. 背中，腰の痛み
14. 腕，脚の痛み
15. 四肢の痺れ・麻痺
16. 攻撃的になる
17. 抑うつ症
18. 話すときや考えるときに錯乱状態になる．読書時，計算時に集中力が欠ける．記憶力に乏しく，成績不良．異常に活発，学習に無力，読書障害
19. 大きな音に動揺しがちである
20. 悪夢をよく見る，睡眠障害（不眠症，よく目が覚める，無呼吸睡眠など）
21. 上顎洞炎
22. アレルギー
23. 嚥下障害
24. 胸部の痛み
25. 動悸，不整脈
26. 僧帽弁障害
27. 胃の不調，原因不明の嘔吐
28. 結腸部分の痙攣，下痢，便秘を交互に繰り返す
29. 頻繁な膀胱感染症
30. 頻繁な膣感染症
31. 月経不順（不規則な周期），流産，早産，不妊症
32. 下顎の片側への偏位
33. 頸椎の彎曲，側彎症
34. 片側（右または左）の目，耳，肩，腕，腰の高さの違い，足の長さの違い
35. 慢性疲労
36. 視力障害（光がちらつく，目がかすむ）
37. 髪が抜ける
38. 皮膚（胸部など）に赤い染みができる
39. 関節の痛み，衰弱
40. 自信が持てない
41. 筋肉の痙攣

これらの症状は顎関節症単独由来といいきるにはいささか無理があると思われるが，不正咬合から顎関節症を発症し，下顎偏位から頭位の傾斜を起こし，それに伴って頭蓋を支える背骨の彎曲，咬合高径の喪失から頸椎の圧迫などを考慮すると，一概に否定はできない．

4. 顎関節症の診査

実際に筆者が行っている診査法を紹介する．

1) 問　診
健康状態，歯科治療の既往歴，噛み癖，寝る際の癖，発症の経緯．

2) 視　診
頭位，姿勢の傾斜の有無．顔貌では正貌における左右対称性（目,鼻筋，鼻翼，口角），口唇の形，鼻唇溝の深さ，下顎の偏位（写真を撮っておくとわかりやすい）．側貌における下顎の位置関係（Angle分類Class-Ⅰ，Ⅱ，Ⅲ）．上下前歯の正中に対する左右のずれの有無．開口量…**3横指**を基準とする．開閉口時の下顎の左右へのシフトの状態．

3) 触　診
耳穴触診および関節部の触診による下顎頭の動きと，その際の疼痛，違和感，クリックの有無．顔面筋の緊張度（口唇，頬部，オトガイ部），咬筋，側頭筋，胸鎖乳突筋の触診．

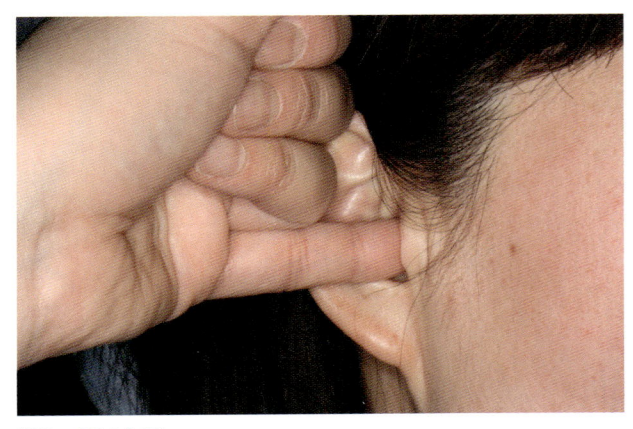

図3　耳穴触診

＜耳穴触診の方法＞
患者の正面から左右の耳穴に術者の小指を入れ，開閉運動をゆっくりさせる．このときに小指の腹にクリック（関節円板の乗り降り），および閉口時終末の下顎頭後壁の圧力を感じるかどうかを調べる（図3）．

後壁の圧力を感じる場合は下顎頭が後方に押し込まれている証拠で，同側の咬合が低いと考えてよい．同時に開閉口時の下顎のぶれも観察する．感触を掴むのに時間がかかると思われるが，かなり有効な方法であり，熟練すると顎関節症の状態がどのくらいのレベルにあるかも判断できるようになる．

来院患者の多くに何らかの顎関節部異常が認められる現状では，初診時に耳穴触診を取り入れることは診断を確定するうえで必須の診査である．

＜以上の項目による診査からわかること＞
1) 頭位は咬合高径の低い方に傾き，顔貌では咬合高径の低い方がつまっている場合が多い
2) 開口時，シフトする側（下顎頭の動きが悪い）が患側であることがほとんどである
3) 閉口時終末，耳穴触診で指先に下顎頭の圧力を感じる場合は，咬合高径が低いと見てよい
4) 開閉口時，耳穴触診で下顎頭の圧力を何も感じず，開口量2横指，またはそれ以下はクローズドロック（関節円板前方転移）である
5) 筋肉では，患側に圧痛があることが多い

以上を考慮のうえ，スタディモデル，オルソパントモによる診査に入る．

4）スタディモデルによる診査

上顎の口蓋正中縫合と口蓋小窩の中点を結んだ線を頭蓋正中線とし，これを基準として上下顎のずれや各歯の位置関係を診査する（**図4**）．

（1）上顎は口蓋小窩とハムラーノッチまで，下顎はレトロモラーパッドまで印象が採れていることが大切である．

（2）咬合平面が床と平行になるように上下模型をトリミングし，患者の名前，日付を入れる（**図5**）．

（3）上顎の模型を机の上に置いたとき，咬合平面が正しければガタつきなく安定する．これは，上顎の歯が自身の重さと引力によって正しく萌出していればこそである．上顎の咬合平面から突出した挺出歯は骨植堅固で強く，対合の歯を破壊する力を持つ．また，支点現象により下顎偏位を起こす原因にもなりうる．

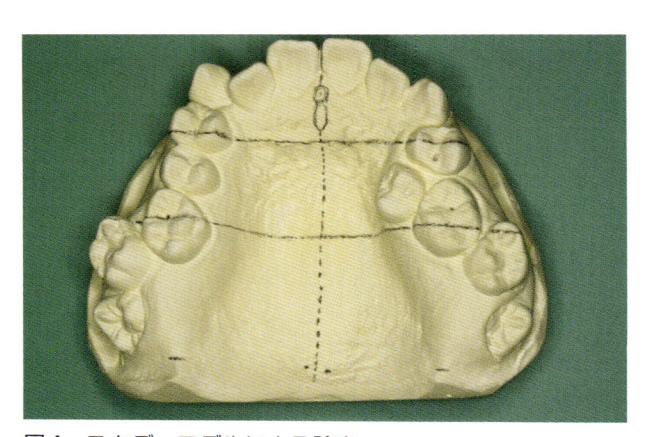

図4　スタディモデルによる診査

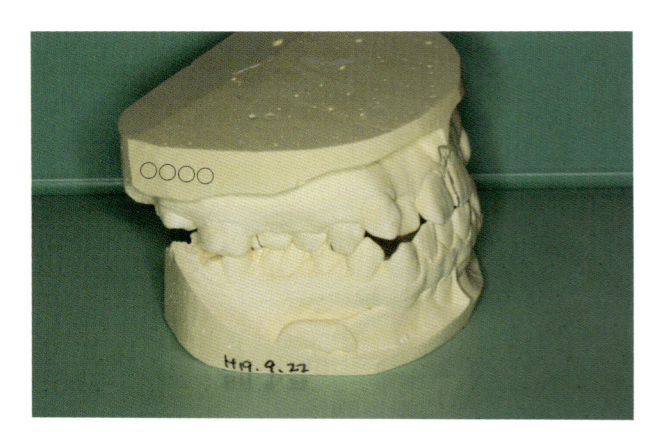

図5　上下模型のトリミングと，患者名，日付の記入

臨床のアドバイス

20年以上も前の症例であるが，偏頭痛持ちの女性で6̲が挺出して5̲6̲7̲ Brのポンティックに嚙み込んでいたため，6̲の挺出部分を低く形態修正し，ポンティックの咬合面をアマルガム充塡で高くしたところ，翌日から偏頭痛は嘘のようになくなり，大変感謝された経験がある．おそらく6̲を軸にした下顎のローテーションによる，側頭筋の緊張によるものではなかったかと判定した．

（4）2段になっている切歯乳頭の外形をラインアップし，口蓋正中縫合と口蓋小窩をプロットする．口蓋小窩の中点と，2番目の口蓋皺襞間の正中縫合を結び，前歯唇面まで延長させる．これが頭蓋正中線であるが，切歯乳頭は前歯の位置によって偏位するため，切歯乳頭の中点を通るとは限らない（前歯に欠損があれば同側に曲がる）（**図6**）．

次に，ハムラーノッチの最深部をマークするが，切歯乳頭の頂点から距離の長い方をディバイダーで取り，反対側に移しマークする．この3点を結んでできる二等辺三角形平面が，咬合平面診断の基準となる（**図7**）．

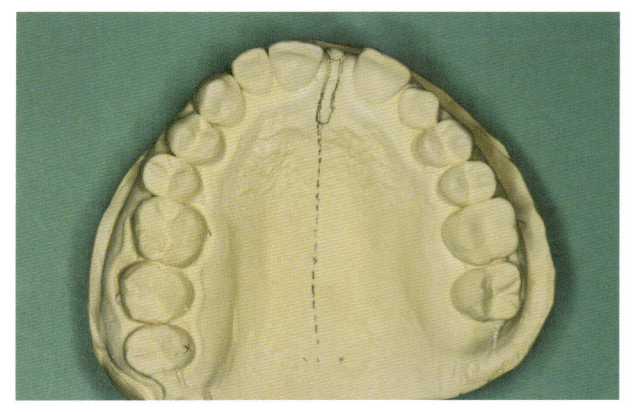

図6 上顎左側切歯，犬歯の先天性欠如により，切歯乳頭は左側にずれている．左側乳犬歯晩期残存

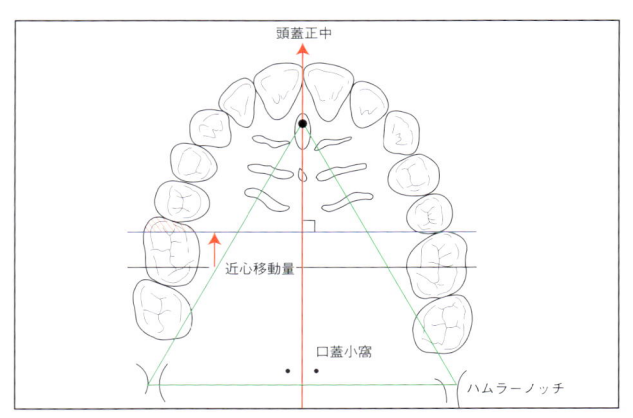

図7 咬合平面診断の基準となる二等辺三角形

> **臨床のアドバイス**
>
> 正中線が直線でなく彎曲している場合は，体に問題があるかもしれない．また，切歯乳頭と口蓋皺壁に盛り上がりがなく，圧迫されたように扁平になっている場合は，マウスボリュームの減少による舌圧が考えられ，舌の側面には下顎歯による圧痕が見られることが多い．

（5）上顎歯の位置関係やアーチの対称性を診るにはそのための矯正用の道具があるが，分度器を正中線の上に当てがってみても可能である（図8a〜c）．

（6）正中線に直交するラインを，左右を比較して後方に位置すると思われる第一大臼歯の中央窩から反対側の第一大臼歯に伸ばす（臼歯部の近心移動量が推定できる）．

同様に，第一小臼歯の遠心小窩を結ぶ（Pont's indexの計測に利用）（図9）．

（7）上下模型を咬合させて各歯の位置関係や対合関係を診査する．近心移動していると思われる歯については，オルソパントモ上で傾斜の確認と近心歯槽骨壁の状態を診査する．また，近心移動側あるいはClass-II咬合側では咬合高径が消失している可能性があるので，**耳穴触診**により確認すべきである．

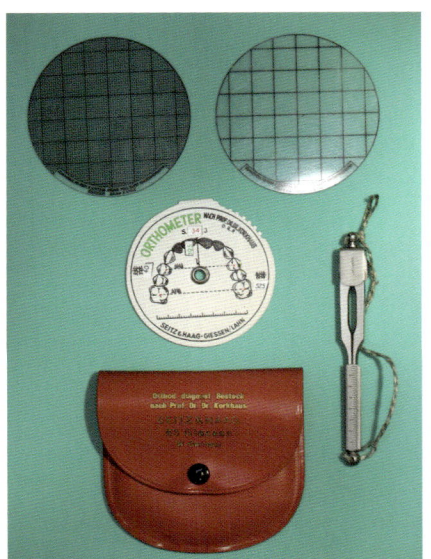

図8a，b アーチの対称性を診るための矯正用の道具

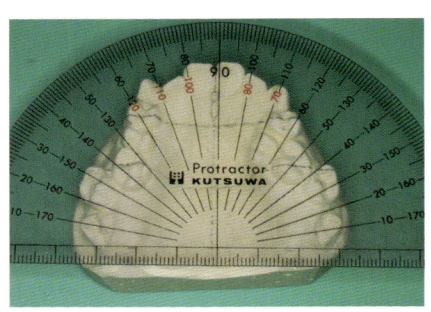

c 分度器でも上顎歯の位置関係の確認ができる

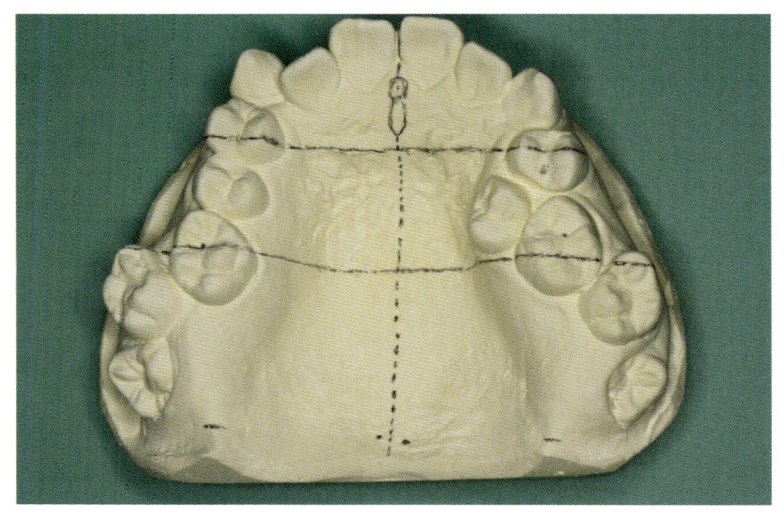

図9　頭蓋正中線に直交するライン引きにより臼歯部の位置関係が判定できる

> **臨床のアドバイス**
>
> 咬合高径が低く，下顎が後方に押し込められていることによる顎関節症では，患者の両方の耳穴に指を入れて開閉運動をさせることにより，**下顎頭の後方転移**が指の腹で触診できるとともに，**クリックのタイミング**も感知できる．関節円板が復位した，クリックのない状態の下顎位を誘導する場合にも使えるので，この耳穴触診テクニックは非常に有効である．

（8）オルソパントモ上で上下歯列のクリアランスがなく，接近している部位については咬頭干渉の可能性があるので，模型をフリーハンドで動かし，咬頭干渉の有無をチェックするとともに，咬合面上のファセットを入念に診査する．

（9）より詳しく咬合状態を診査するには咬合器に付着して調べるべきである．
　フェイスボウにより上顎模型を付着し，中心咬合位で下顎模型を付着する（**図10**）．
　前方チェックバイトにより矢状顆路，側方顆路を設定し，作業側・非作業側および前方運動時の咬合状態，咬頭干渉のチェックを行う（**図11**）．

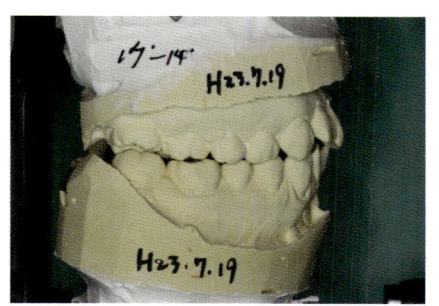

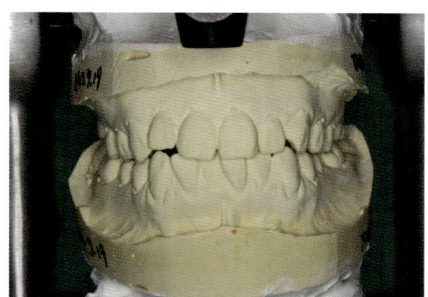

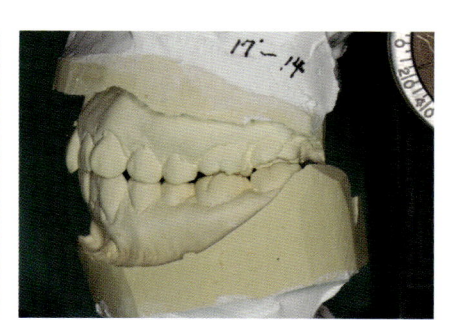

図10　中心咬合位の状態．右側前歯の被蓋が少ない

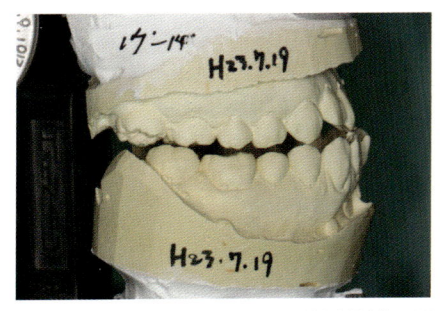

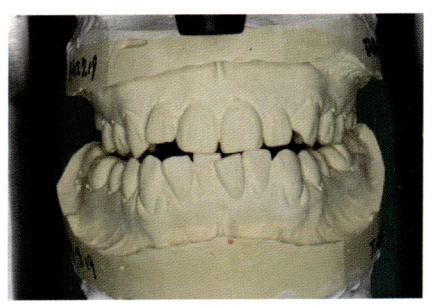

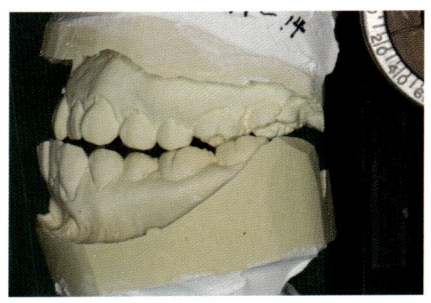

図11　前方運動では前歯の接触状態は不安定で，左側臼歯部に咬頭干渉がある（左側の顎関節症を呈する）

5）オルソパントモによる診査

　筆者はオルソパントモを診査するにあたり，画像の外形をトレースし，下顎正中で半分に折って診断に利用している．この方法で作業をすると，下顎骨体と下顎頭の形および長さの左右差，下顎頭後壁と外耳道との距離，下顎窩内の下顎頭の位置，歯の萌出位置の左右差など，今まで見逃していた多くの情報が得られる（**図12**）．

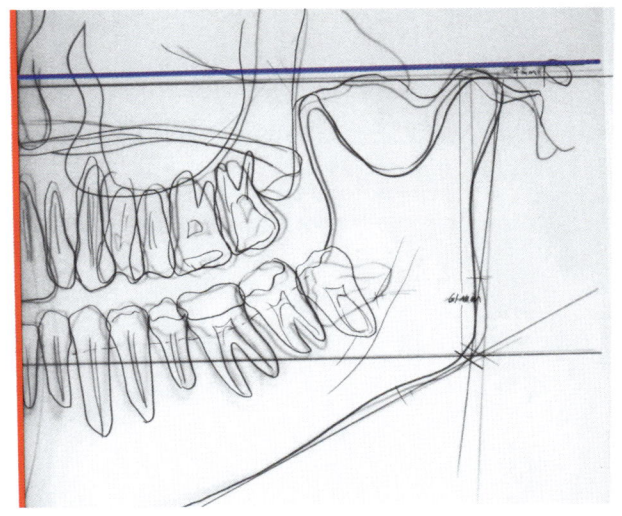

図12　中折りにしたトレース図

＜トレース法＞

　図13の症例で，オルソパントモのトレース法を説明する．

①最初に頭蓋正中線（赤線部分）を引く．これはスタディモデル上で口蓋正中縫合を前方に延長して得られた，前歯唇面上の点と前鼻棘（正確には正貌頭部X線規格写真上の鶏冠）を結んだ線である．

②これに直行する頭蓋水平線（青線部分）を引く．外耳道との位置関係で側頭骨のずれの判定，および上顎咬合平面の不正を判定する．

③下顎頭頂同士を結ぶ．

④下顎後縁と下縁の交点からできる隅角部上の左右の二等分点を結び（Go-Goライン），これに直交する二等分線を引く．これは下顎骨体の中央であるが，下顎骨に発育の左右差がある場合，実際の中央（オトガイ棘）と一致するとは限らない（注：Goはゴニオン）．

⑤左右Goから頭蓋水平線に向かって垂直線を引き，下顎頭の長さの左右差を見ると同時に遠心に向かう下顎頭の傾斜（Ramus inclination）を診査する．

⑥下顎頭の後縁と外耳道との距離の左右差を診査する．

⑦トレースを中央で折り左右差を診査する．下顎形態の左右対称性，咬合平面の左右差，各歯の近心移動量，特に下顎第一大臼歯の萌出位置のずれなどがわかる．

　この症例をトレース上で診断してみると下記のようになる（**図14**）．

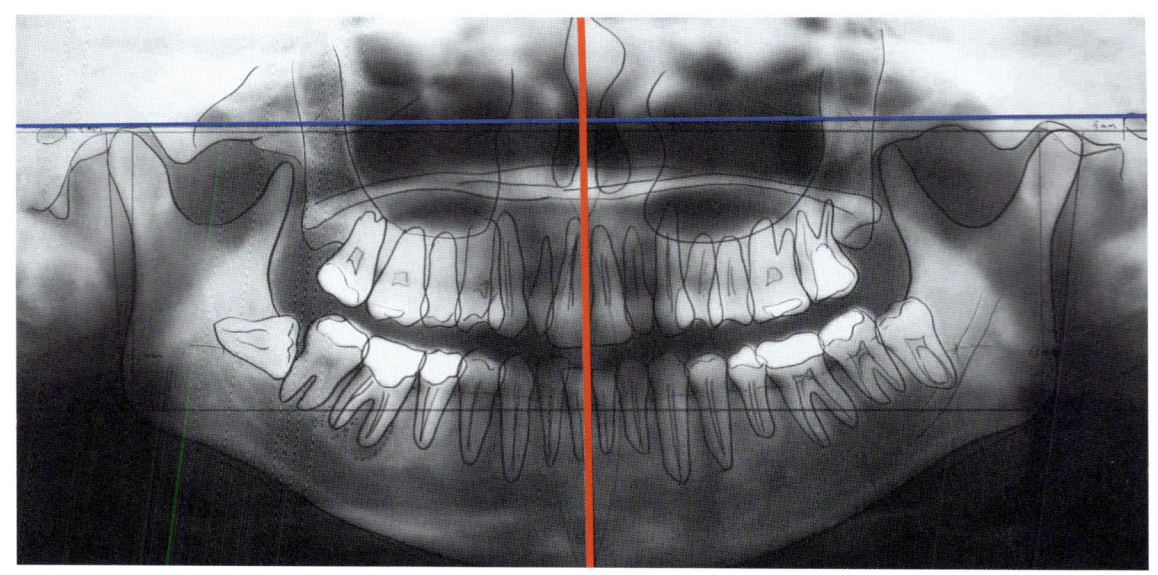

図13　オルソパントモ

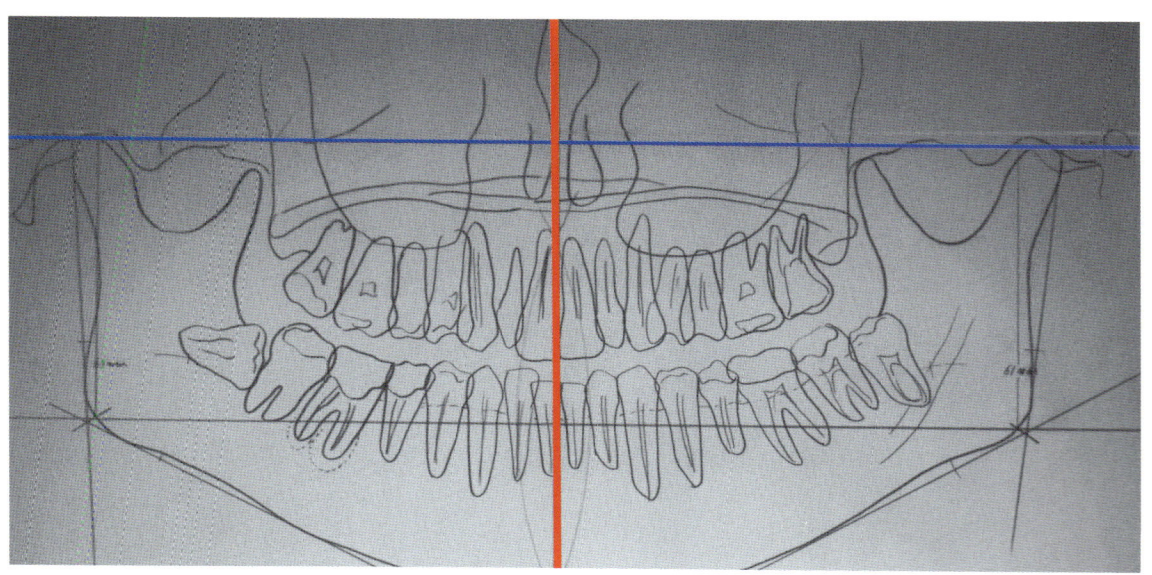

図14　トレースによる診断

①頭蓋正中線（赤線部分）に直行する頭蓋水平線（青線部分）に対し，**外耳道は同じ位置にある**ので，側頭骨はずれていないと見てよい．
②下顎頭の上縁は右側がやや上方にあり，下顎窩前壁もやや急傾斜のため左側に比べて**前方に出にくい要素を持つ**が，下顎頭後縁の位置は外耳道から等距離にあるので，**同じタイミングで前方運動している**．
③下顎骨体は高さも同一で，Go-Goラインの二等分線は下顎正中（オトガイ棘）と一致し，**頭蓋正中（赤線部分）とも一致している**．
④上顎咬合平面も左右対称で，**上下顎のクリアランスも均一**のため，咬頭干渉も考えられない．
⑤中折りにしても下顎骨は左右対称で，**各歯も均等に配置している**（**図15**）．

以上，オルソパントモ上の診断ではほぼ正常である．

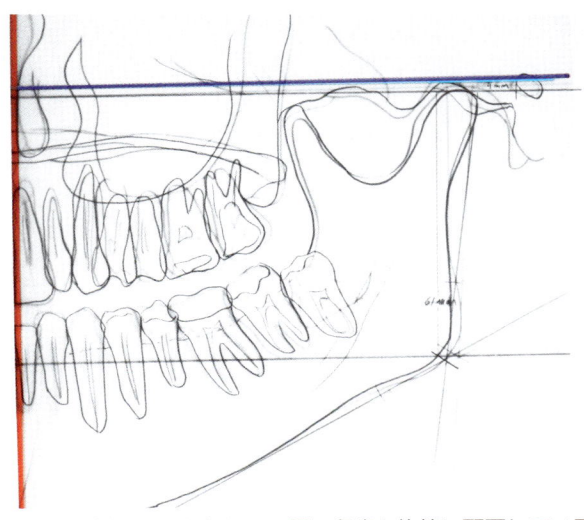

図15 中折りにしたトレース図．各歯も均等に配置している

> **臨床のアドバイス**

上下顎のクリアランスについて見てみると，バイトガイドを噛ませ下顎前方位で撮影しているため，上下咬合面間に一様に空間があれば咬頭干渉に関する問題は少ないと見てよい（**図16**）．異常に接近している歯があれば，そこには**咬頭干渉**が考えられる（**図17赤矢印部分**）．

下顎大臼歯で，近心歯槽骨頂の角が丸く鈍になっている場合は近心傾斜が進んでおり，**同側の咬合高径が低い**ことが考えられる（**図18赤矢印部分**）．

顎関節症では，**外耳道と下顎頭後縁までの距離，下顎窩内での下顎頭の位置関係，下顎窩前壁の傾斜角度**などを精査する必要がある．

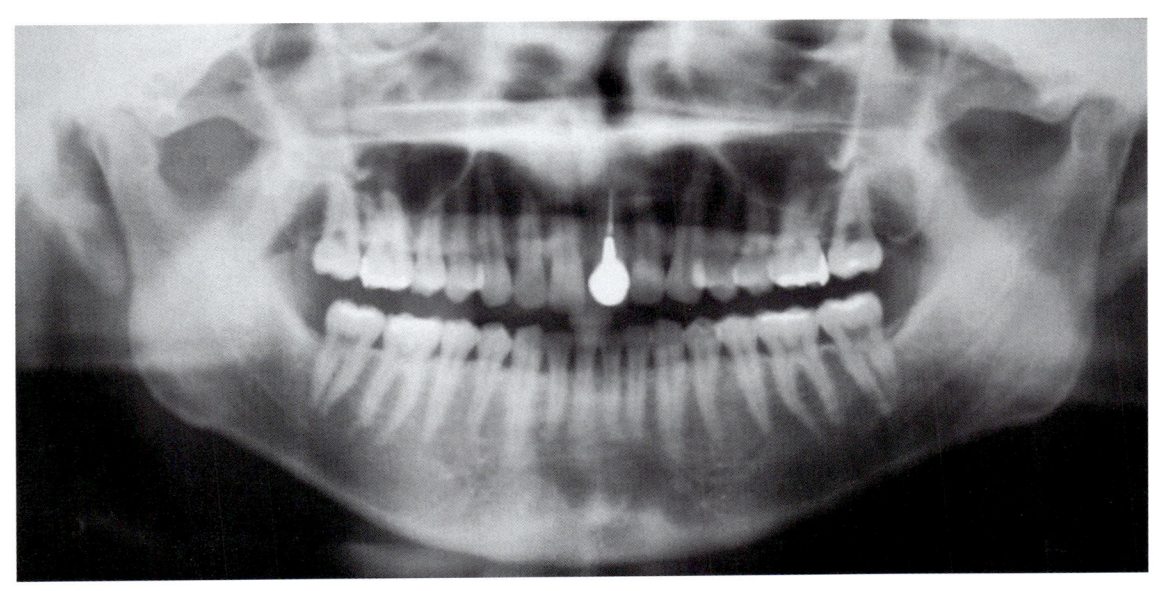

図16 平均したクリアランス

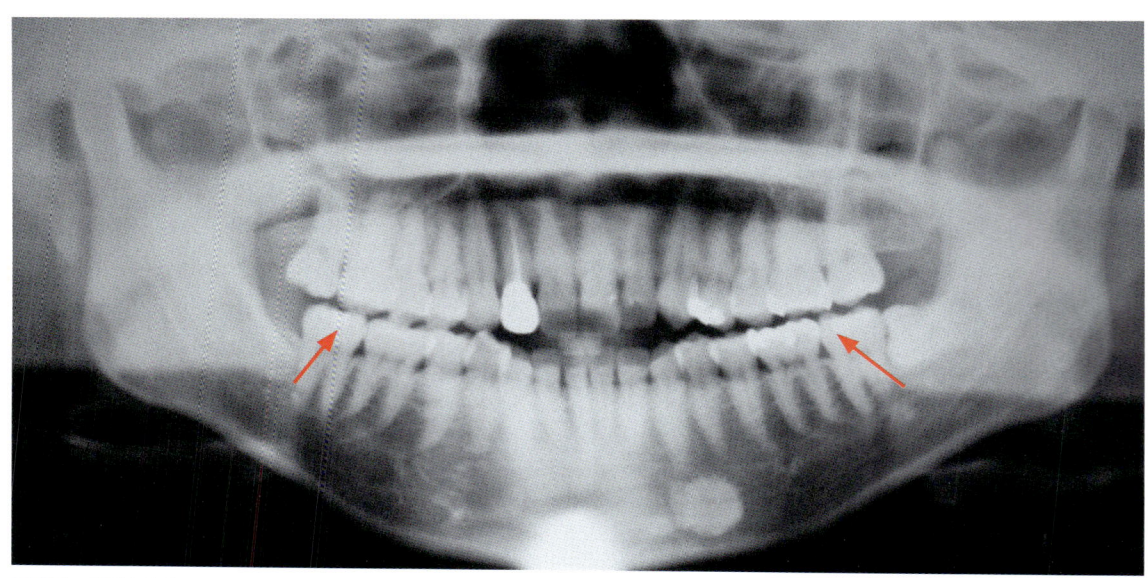

図17 切端咬合で臼歯ガイド．左側顎関節症

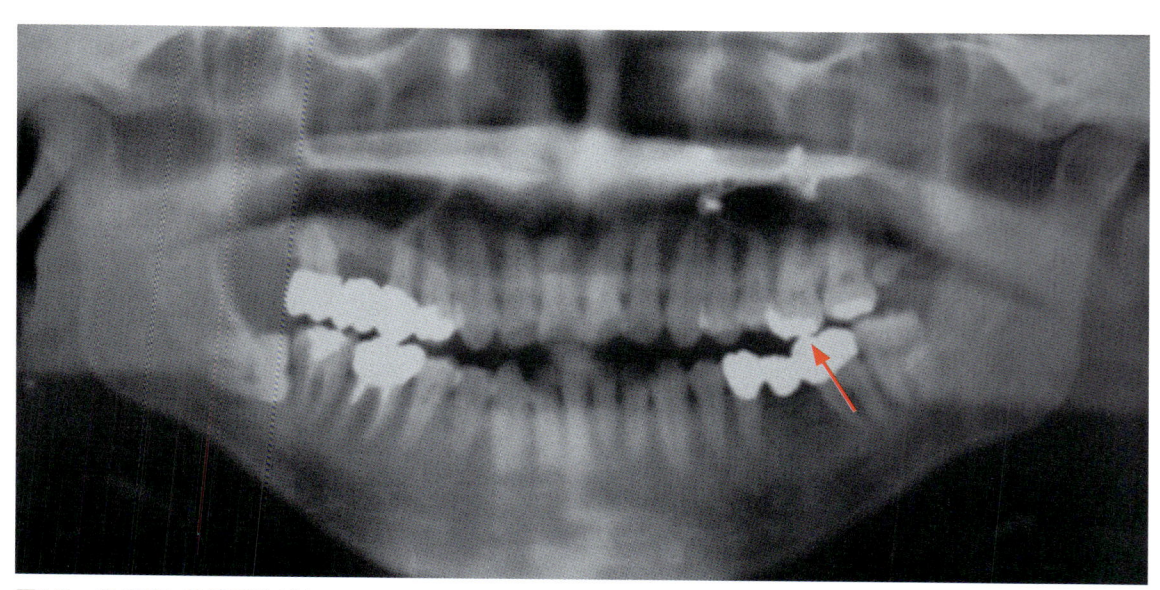

図18 臼歯部に咬頭干渉がある

異常と思われる症例を紹介する（図19）．
①頭蓋水平線に対して，右側外耳道（側頭骨）は低位にある．
②下顎骨体の高さは右側が低く（右64mm，左68mm）下顎正中からの距離も右側が短い（右91mm，左99mm）．
③頭蓋正中から外耳道までの距離は右が短く（右115mm，左120mm）側頭骨は低く短い右側の下顎に対応している．
④下顎窩内の下顎頭の位置を見ると，右側が後上方に押し込まれた感があり，前方運動量の少なさ（動きの悪さ）を連想させる．

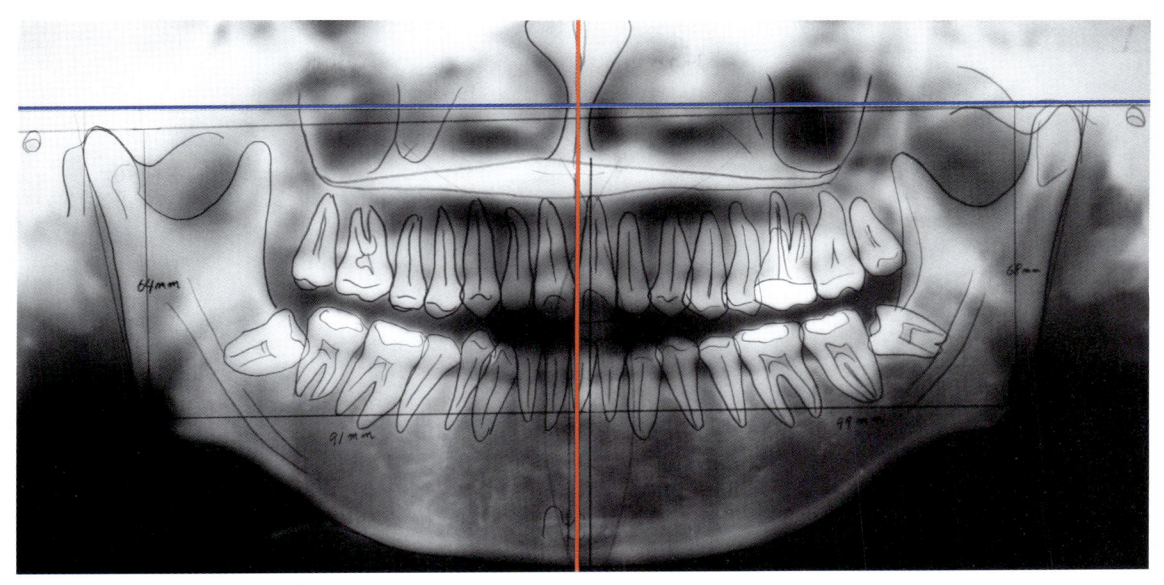

図19 異常症例のオルソパントモ

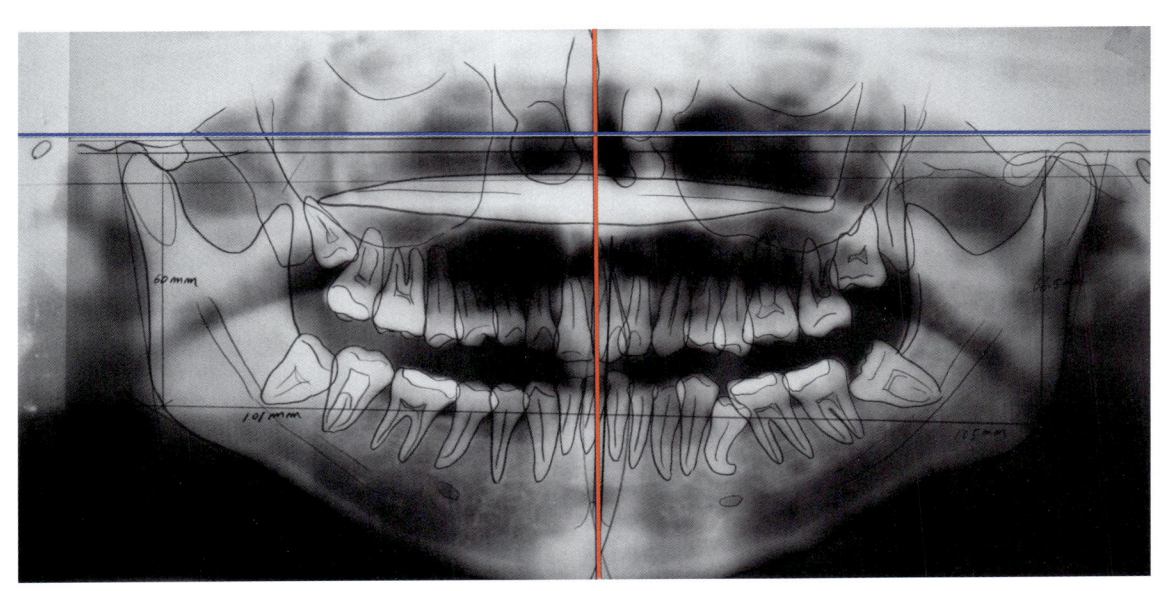

図20 異常症例のオルソパントモ

次の症例では（**図20**），

①下顎骨体は右側が低く（右60mm，左66.5mm），短い（右101mm，左105mm）左側の下顎頭は後上方に位置し，前方運動で下顎は左にずれている．

②頭蓋水平線に対し，側頭骨は対称位置にない．

③左側顎関節症で下顎前歯部の歯肉増殖があり，口内炎が多発する．

次の症例では（**図21**），

①下顎頭形態に著しい左右差あり，左側下顎頭は短く摩耗が進んでおり，小さいときからの偏咀嚼および発育不全が考えられる（右74mm，左63mm）．

②矯正経験あり，歯根吸収が各所に見られる．

③頭蓋水平線に対して左右の側頭骨のずれは明白で，ちなみに左側顎関節症である．

④咬筋付着部のくびれが強くクレンチングの可能性あり，さまざまな不定愁訴が予測される症例

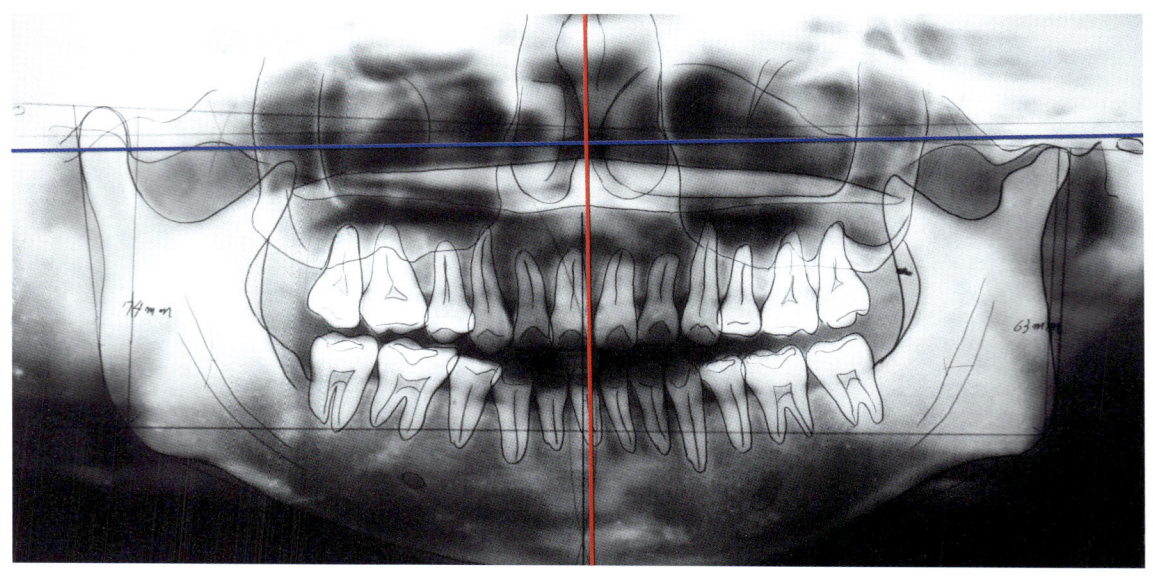

図21　異常症例のオルソパントモ

である．
オルソパントモによる診査について述べたが，頭部X線規格写真があれば，より一層の適確な診断に繋がる．

臨床のアドバイス

咬筋付着部のくびれが強く下顎角部に骨添加がある場合は，咬合力が強く下顎骨はしっかりしているが，ブラキシズムの可能性がある．
同一患者（女性）の14～26歳までの咬筋付着部の骨添加像の変遷を示す（**図22～24**）．

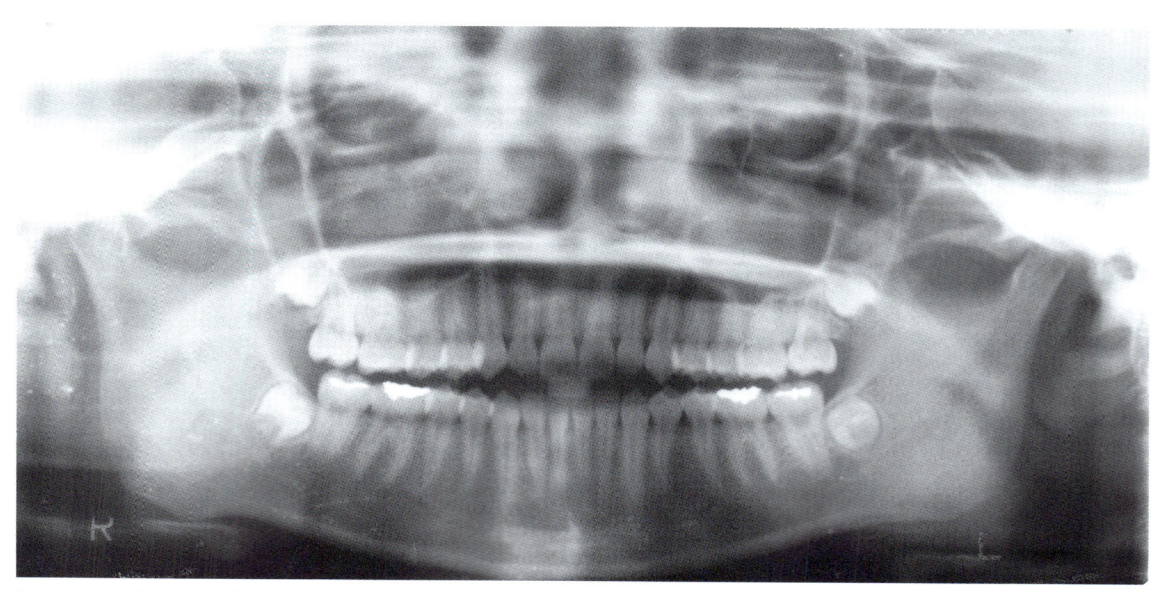

図22　14歳時．正常咬合，埋伏歯の存在が認められる．経過観察

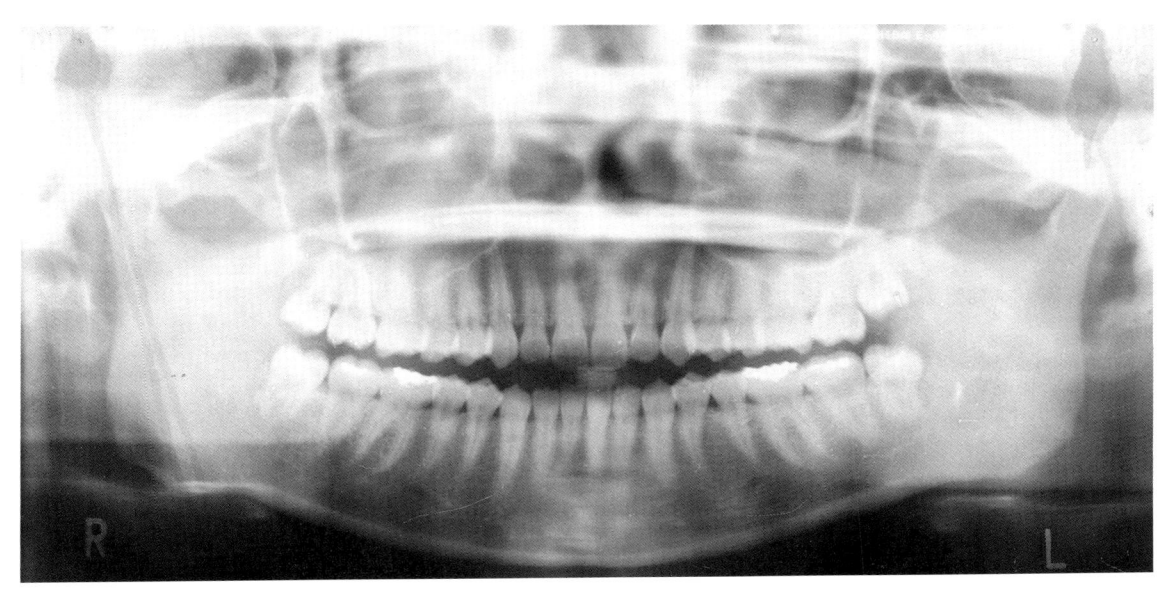

図23 21歳時．智歯の抜歯，咬筋付着部のくびれが強い

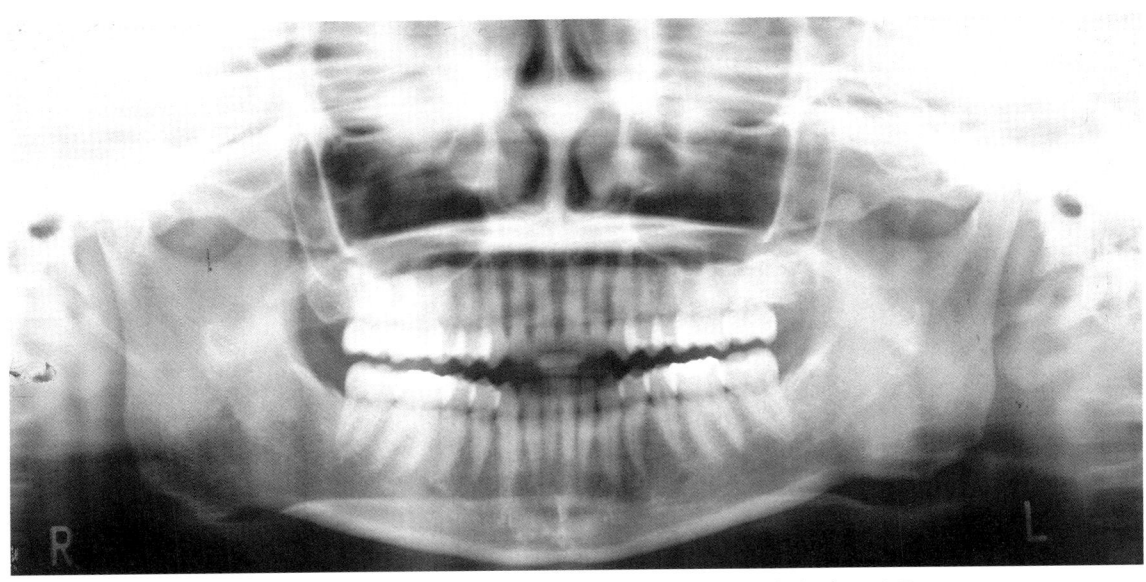

図24 26歳時．下顎角部の骨添加が著明で，ストレスによるクレンチングが予想できる

6）頭部X線規格写真による診査
（各種分析法は割愛する）

オルソパントモ上で下顎骨体が左右対称の発育をしていれば，側貌セファロ上では，下顎下縁はほぼ重なって写るはずである．下顎骨体がほぼ左右対称にも関わらず，下顎下縁が大きくずれて写るのは外耳道の位置の差，すなわち側頭骨のずれにほかならない．イヤーロッドを挿入する耳穴（外耳道）は側頭骨に属している．

ここで，矯正治療により下顎位を改善し不定愁訴が治ったケースをもとに，正貌頭部X線規格写真（以下，**正貌セファロ**と略す）を診査してみる（**図25，26**）．

治療前のフィルムトレース上で，**頭蓋正中線**（鶏冠と模型診断で得られた口蓋正中縫合延長線上の上顎前歯上の点を結んだ線）を描き，これと直交する**頭蓋水平線**を描く．左右の眼窩上縁，側頭骨の鱗部接触点，イヤーロッドの中点，乳様突起の最下点，また下顎骨隅角部（ゴニアルアングル・Go）を結んでみる．左右対称の発育をしていれば各水平線はほぼ平行となるが，治療前では著しく異なっている．側頭骨は右側が下方にあり下顎は右側が上方にある．右側の咬合低位である（**図25**）．咬合治療後は，各水平線の乱れは改善している（**図26**）．

同じ症例を側貌セファロで診査する．右側咬合低位に加えて右側側頭骨が下方にあるため，外耳道にイヤーロッドを入れると頭位は右側に回転し，下顎下縁はより多くダブって写っている（**図27**）．治療後は側頭骨の位置も改善され，右側の咬合高径も挙上されて下顎下縁のダブりは消失している（**図28**）．

側貌セファロで下顎下縁が著しくダブっている場合，下顎骨の発育が左右対称であるかどうかで診断は変わってくる．オルソパントモ上で下顎骨体の発育が左右対称で，正貌セファロ上の頭蓋水平線と左右イヤーロッドおよび乳様突起を結んだ線が平行であれば，下顎下縁のずれは左右の咬合高径が違うことを示す．

また，左右耳穴のずれ（側頭骨のずれ）があると，イヤーロッドを挿入した際に頭位がかしぐことによって，下顎下縁がずれて写る．この場合，正貌セファロ上で頭蓋水平線と左右イヤーロッドを結んだ線は平行ではない．

逆に，側貌セファロで下顎下縁が揃っていたとしても，他の条件が満たされていなければ頭蓋に対してその下顎位は正しいとはいえない．下顎骨体に左右差がある場合，オトガイ頭頂法を診断に加えるのも有効である．

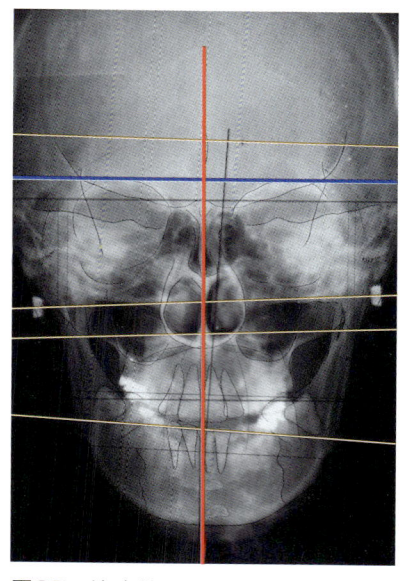

図25　治療前

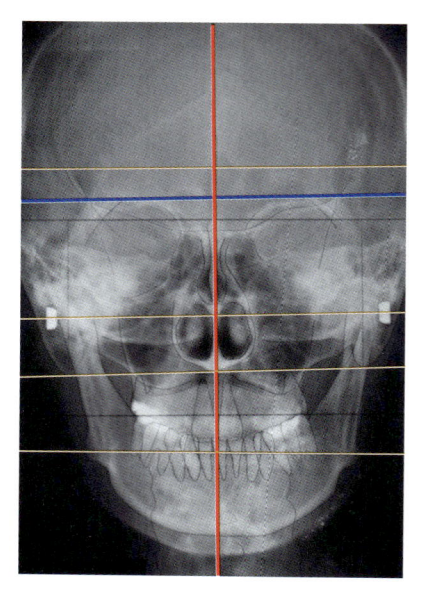

図26　治療後

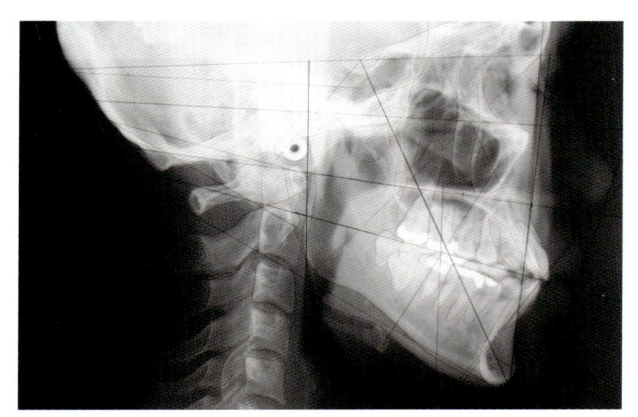

図27　治療前

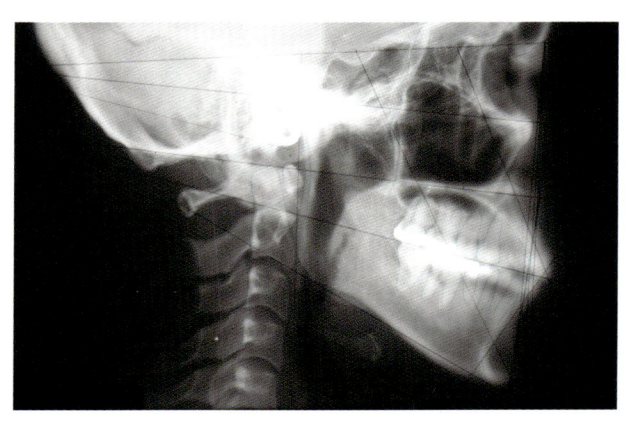

図28　治療後

7）ハノー・フェイスボウによる診査

ハノー・フェイスボウ（製造：WhipMix, 販売：株式会社モリタ）を使用した筆者の側頭骨の左右差診断法について述べる.

（1）本来はヒンジアキシスに設定する様式であるフェイシャ型フェイスボウのコンダイラーロッド（図29）を，イヤーピース（図30）に交換した筆者考案のハノー・フェイスボウフェイシャ改良型を使用する（図31）.

（2）オービタルポインターをあらかじめボウの中央に固定しておく（図31矢印部分）.

（3）イヤーピースを患者の耳穴に挿入する. このとき，オービタルポインターの先端が患者の頭蓋正中（眉間の中央）に一致するように合

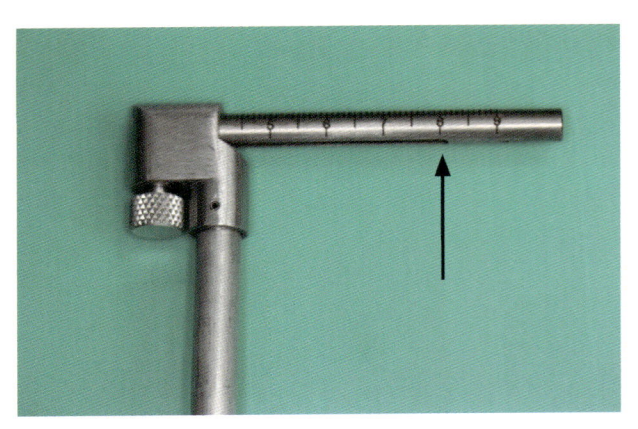

図29　コンダイラーロッド

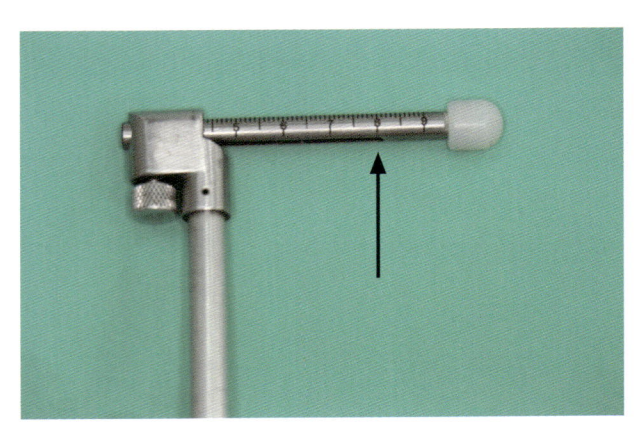

図30　イヤーピース

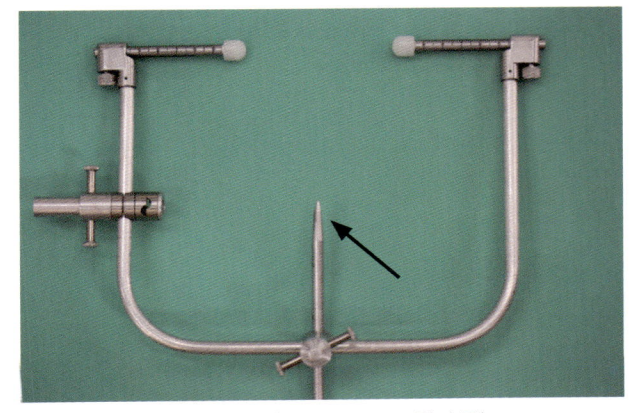

図31　ハノーフェイスボウフェイシャ改良型

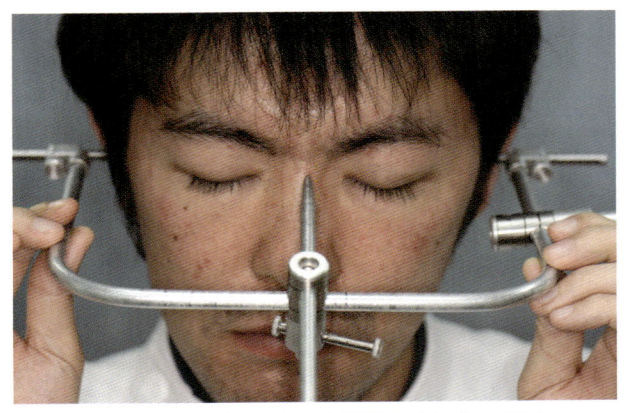

図32　オービタルポインターを頭蓋正中に合わせる

わせ，イヤーピースを耳穴の奥までしっかり挿入し，サムスクリューを締める（**図32**）．
（4）頭蓋正中線と直行する頭蓋水平線を想定し平行関係を見る．これとボウが平行でない場合は耳穴の高さに左右差がある（**図33**）．
（5）ボウを頭頂部から見て左右耳穴の前後関係を診査する（**図34**）．
（6）左右のコンダイラーロッドのスケール上の数値を記録する（**図35，36**）．数値が左右同じなら側頭骨の位置は頭蓋正中に対してほぼ左右均等な位置にあると見てよい．数値が違えば側頭骨の位置のずれが予想される．この症例では右側48mm，左側54mmで，左側の外耳道（側頭骨）の方が頭蓋正中に対して遠い距離にあることを示す．

この事実を正貌セファロで確認してみると，頭蓋正中から左右イヤーロッドまでは，右71mm，左75mm，左右乳様突起最下点までは，右60mm，左68mmでいずれも左側側頭骨が頭蓋正中に対して遠い距離にあることが立証された（**図37**）．

以上，ハノー・フェイスボウフェイシャ改良型を利用した診査により，左右側頭骨の位置関係が判断できる．

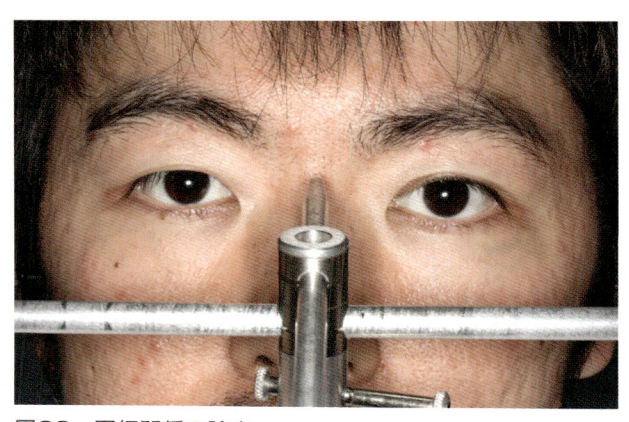

図33　平行関係の診査

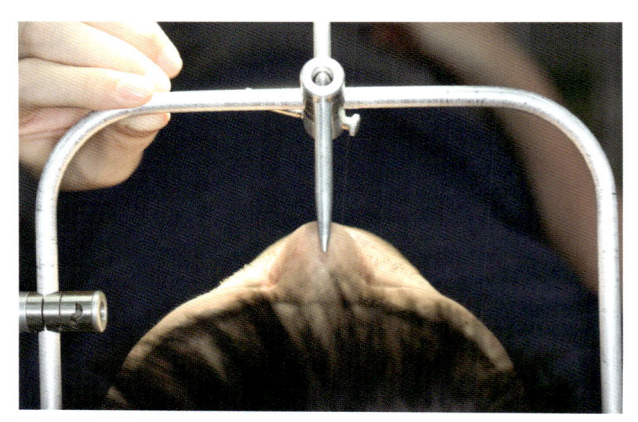

図34　前後関係の診査

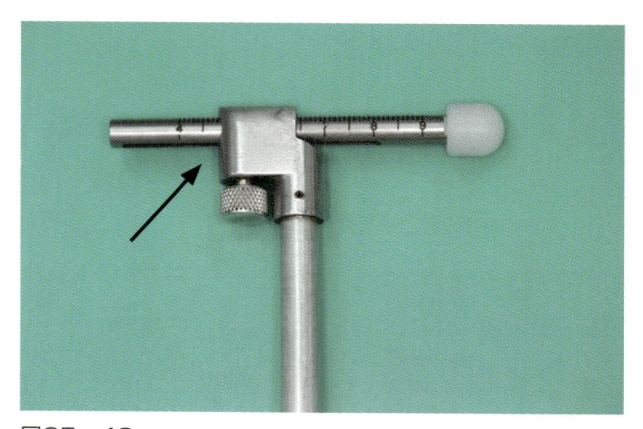

図35　48mm

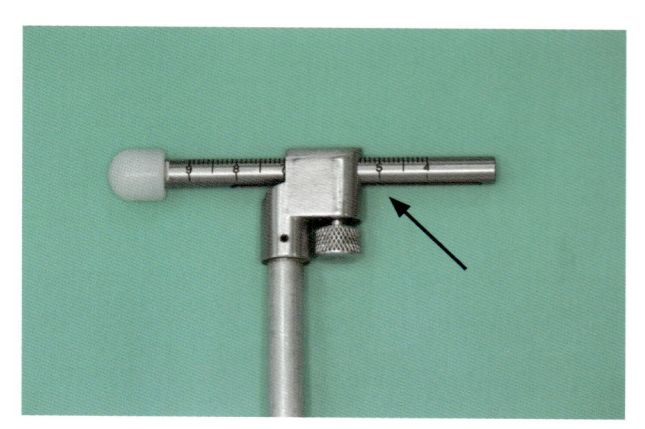

図36　54mm

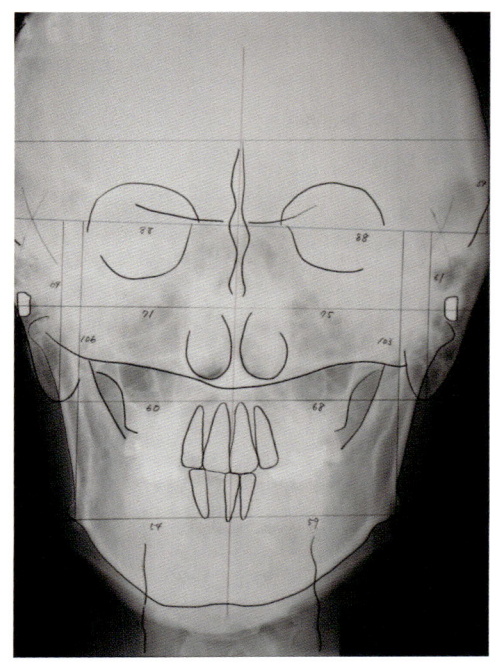

図37 頭蓋正中と左右側頭骨との距離

その他顎関節症の診査法としては，CT，MRI，コンピュータ・アキシオグラフ（注）など色々な機器による診査方法があり，より正確な情報が得られるが，導入には一般開業医にとって負担増となる．（注：コンピュータ・アキシオグラフ…下顎運動をコンピュータ上で解析する機器で，下顎頭の動きの波形により顎関節の状態を分析する）（図38a，b）

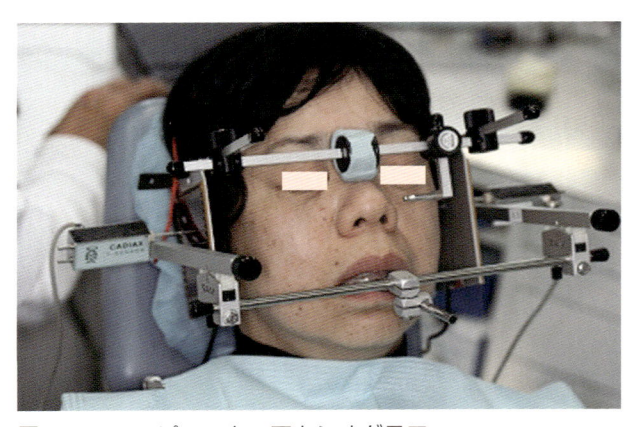

図38a　コンピュータ・アキシオグラフ

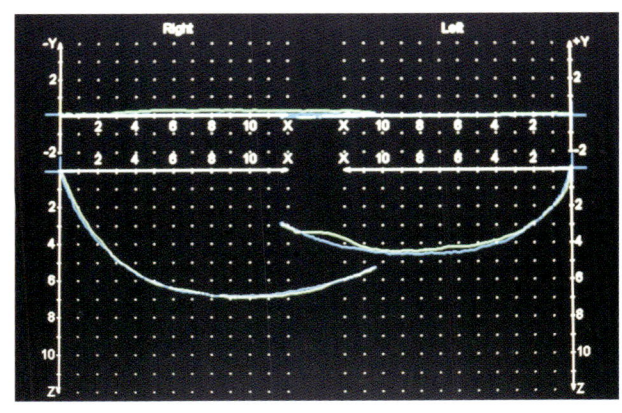

図38b　下顎頭の動きの波形

まとめ

不正咬合によって起こる顎関節症の原因を究明するには，できるだけ多くの情報を集め，これを総合的に分析し，診断することが大切である．

5. 顎関節症の分類

筆者は臨床的見地から、大きく次のように分類している（図39）.

（1）**軽度顎関節症**：顎関節部に軽度の異常および不正咬合が認められるが、本人に自覚症状がない、あるいはまれに開閉口時にクリック音、捻髪音などがある.

（2）**中等度顎関節症**：顎関節部に異常および不正咬合が認められ、開閉口時にクリック音や痛みがあり、不定愁訴の存在もある（p.22参照）.

（3）**重度顎関節症**：（2）の症状のほか、自律神経失調、ホルモンバランスの崩れなど全身的因子が加わり、重篤である.

三者に共通する事実は**下顎の偏位**であり、この原因を除去することにより症状を改善、または解決できるといっても過言ではない.

正常範囲の中心にいるものは完璧な**機能的正常咬合**、すなわち、

A．正しい咬合平面を有する上顎（頭蓋）に対して、下顎が正常位置にある.

B．各歯の形態が正常であり、歯冠、歯根ともに上下顎に対して正しい位置にあり、各歯の持つ本来の機能（順次離開咬合）が正常に発揮され、歯周組織が健全である.

C．顎関節の形態および機能と、それに伴う関連組織の機能が正常である.

この項目を満たしていれば、顎関節症を発症することはない. だが、A, B, Cの項目のうちどれか1つだけでも欠けていれば、不正咬合に繋がると筆者は考えている.

正常範囲内にいる場合でも、中心から徐々に離れるに従って不正咬合の度合いが強くなるが、自覚を伴う病的症状は一切ない.

不正咬合に色々な要因が加わって正常範囲外に出ると、**軽度顎関節症**を発症する. 要因のうちでもブラキシズムは歯と顎関節にとって大きな負担となる. 軽度顎関節症の症状は、本人も気づかないような開口初期のわずかなクリック、若干の下顎偏位などで、日常生活に困ることはない.

時間の経過とともに症状が進むと**中等度顎関節症**に移行する. 顎関節部の機能失調が進み、関節円板の転位による開閉口時のレシプロカルクリック（関節円板が下顎頭に乗ったり降りたりするときに発するクリック）、開口時の明らかな下顎偏位、開口痛、開口障害などが起こり、不定愁訴も現れ、日常生活に不自由を感じるようになる.

顎関節症に対する考え方
円中心から離れるにつれ顎関節症のレベルが強くなり、ボーダーラインにいる者にストレスが加わると異常範囲に出る。

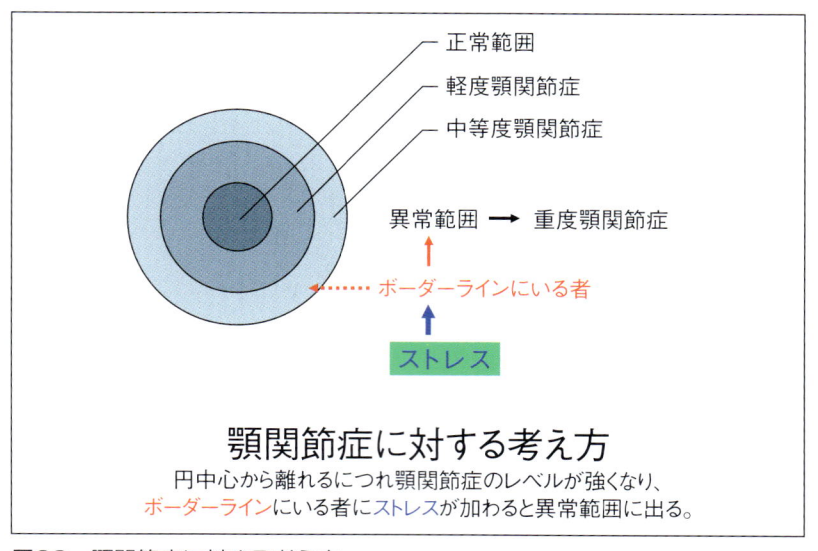

図39　顎関節症に対する考え方

中等度顎関節症のボーダーラインにいる患者に，大きなストレス（配偶者または家族の死や大病，極度の肉体的・精神的疲労など）が加わると異常範囲に飛び出し，**重度顎関節症**を発症する．顎関節部では関節円板の前方転位によるクローズドロックを呈し，痛くて口が開かない，食事も思うように摂れないなど症状が悪化し，不定愁訴もひどくなり，日常生活に多いに不自由を感じ，体調不良を訴えるようになる．

　重度顎関節症も円外遠くになると不定愁訴もより重篤になり，治療の難易度も高くなる．なぜなら，円外遠くに出るまでにはかなりの時間の経過があったはずで，顎関節関連組織の変性も考えられるからである．このような状態を日常生活に困らない程度には治すことはできても，顎関節部の違和感やクリックなどを完全に消すことは困難であり，その旨をあらかじめ患者に説明しておく必要がある．絡まった糸をほどくように，複雑な要因を治療するのには根気が要り，時間と労力を必要とするが，よくなったときの患者との信頼関係は何ものにも勝るものがある．

　顎関節症の治療にあたっては各種診査項目により，顎関節症のレベルを把握することが大切である．

6. 顎関節症の治療

　軽度顎関節症の場合，模型分析により咬頭干渉の除去および最小限の適確な咬合調整，**ストレス解消法**，**自主的筋肉訓練法**の励行，睡眠中のブラキシズムがあればナイトガードの装着を治療内容に取り入れれば，かなりの改善が見られる．

- **ストレス解消法**：体操，ジョギングなど精神的にリラックスできることを取り入れる．
- **自主的筋肉訓練法**：下顎を半開きの状態で左右・前後に何回か運動させ，下顎前方位から開閉口し，クリックのない状態の下顎位を記憶させてそのままの位置を保持する方法である（開閉口運動訓練療法）[6]．その他，咀嚼筋群の鍛錬を行う．

　しかし，中等度顎関節症が進行して重度顎関節症になった場合，たとえば「痛くて口が開かない」「食事中，顎が痛くてものを噛めない」「大きく開けると顎が外れそうになる」また「偏頭痛や肩こりがひどく，日常生活に差し支える」などの不定愁訴がある場合は，不正咬合による下顎偏位が存在するので，慎重に対処しなければならない．

　顎関節症の治療法として各種スプリント[7]が使用されるが，症状に合わせた使い分けがあまりよく理解されていないようである．スプリントは症状をとるための道具であり，原因の除去にはいたらない．正しい下顎位が誘導され安定した段階で，**最終補綴**または**矯正処置**が必要となる．

1）開口障害がある場合

　印象が採れないほどの痛みを伴う開口障害を呈する顎関節症の場合，臼歯部の咬頭干渉を回避し，顎関節関連組織の緊張を軽減する目的で，直接口腔内で即重レジンにて**アンテリア・ジグ**（広義の下顎の中心位採得を容易に行う装置）を作製する．

＜アンテリア・ジグの作製＞

　作製法には口腔内で作製する**直接法**と，咬合器上で作製する**間接法**とあるが，筆者は手早く作製できる直接法をとっている．

　まず即時重合レジンを少量練和し，上顎左右犬歯まで伸ばし，唇側面歯冠の2分の1程度を覆う．口蓋側も左右犬歯まで覆い，臼歯部に1～2mm程度のクリアランスができる程度に軽く閉じさせる．レジンが硬化し始めたら必ず2～3回抜き差しして硬化させる．硬化後，アンダーカットを削り外形を整え，装着する．

　咬合紙を用いて下顎4前歯切端一箇所だけが咬合するように調整し（注）．前方・側方運動が自由に

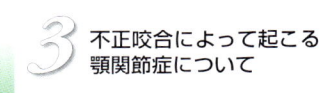

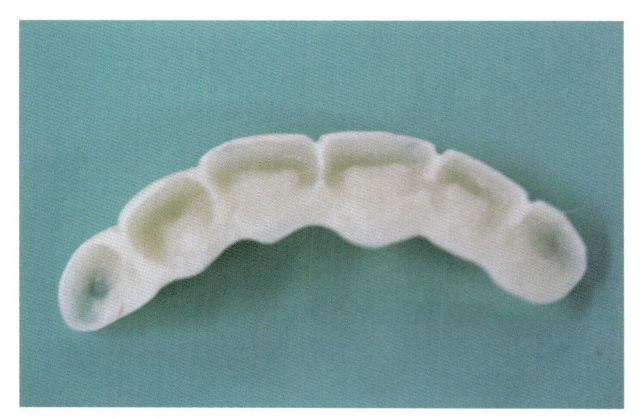

図40　直接法で作製したアンテリア・ジグ

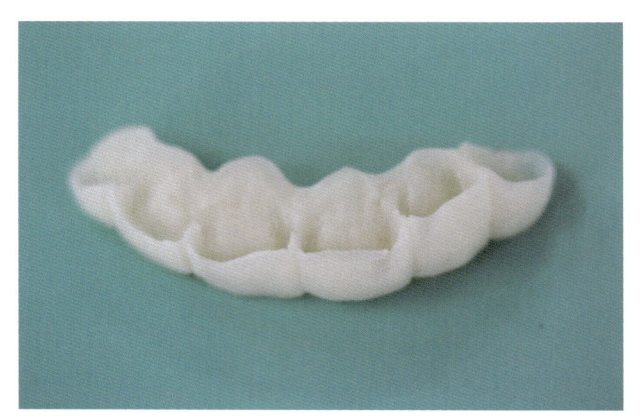

図41　同，前方観

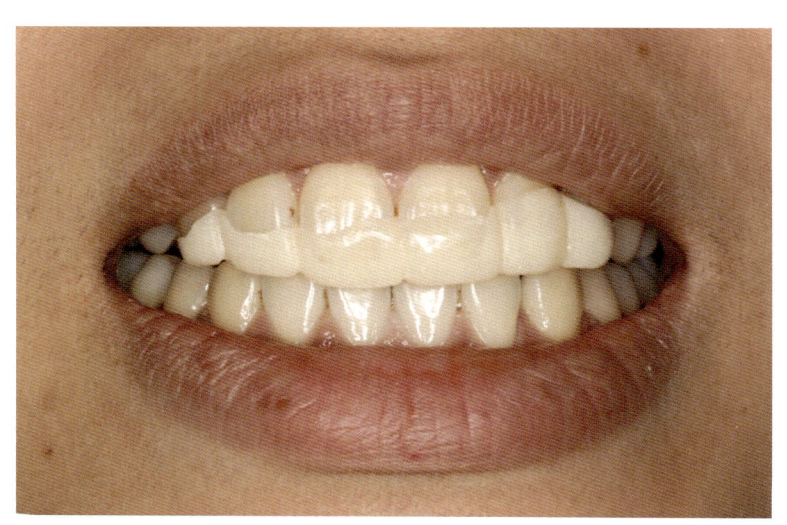

図42　装着時．犬歯，臼歯部は咬合していない

できるように，口蓋側面は滑沢に仕上げる．また，昼夜使用させるので脱落しないようきつめにつくることが大切である．

（注：咀嚼筋群をリラキゼイションさせるために，咬合力の弱い神経反射の敏感な4前歯を利用し，犬歯は咬合させない）（**図40〜42**）

2．3日〜1週間程度の使用で，症状はかなり改善される．

2）正しい下顎位への誘導

印象が採れるようになったら，診査，治療に入る．

①スタディモデルの印象，オルソパントモの撮影をする．

②フェイスボウにて上顎模型を付着し，中心咬合位で下顎を付着する（**図43**）．

③前方チェックバイト（**図44，45**）により矢状顆路，側方顆路を設定する（**図46，47**）．

筆者はハノー咬合器を使用しているが半調節性咬合器であれば各社はいとわない．

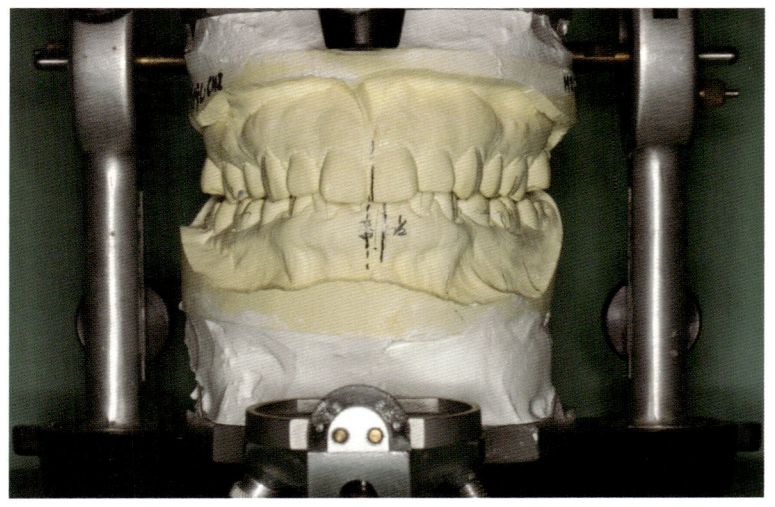

図43　中心咬合位の付着模型

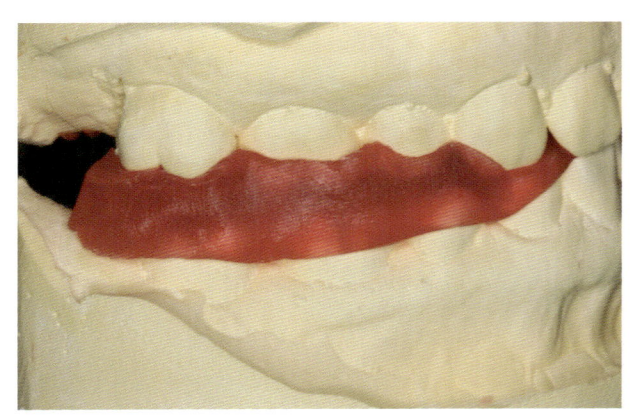

図44　右側前方位

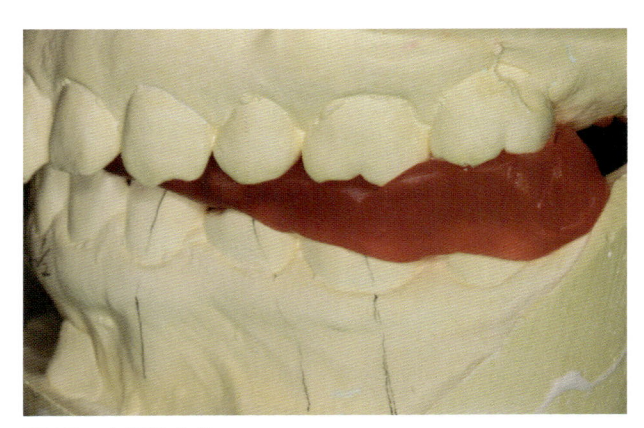

図45　左側前方位

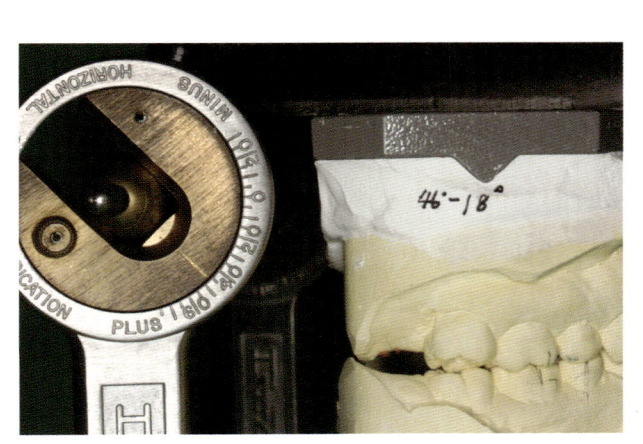

図46　右側矢状顆路46度，側方顆路18度

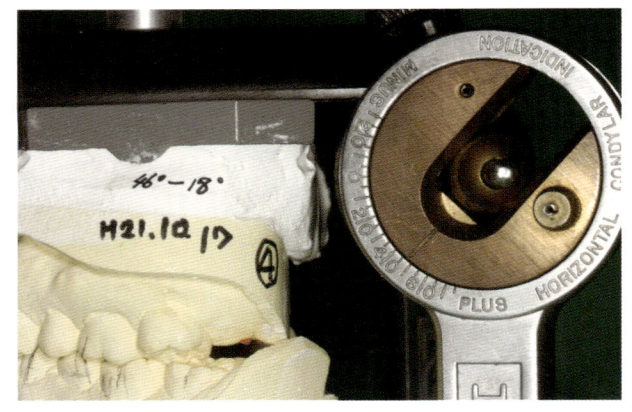

図47　左側矢状顆路46度，側方顆路18度

3 不正咬合によって起こる顎関節症について

臨床のアドバイス

コンピュータ・アキシオグラフ上で，前方運動（緑色の軌跡）と開閉口運動（白色の軌跡）の矢状顆路角度は下顎頭の前方運動量3〜4mmでほぼ一致するため，前方チェックバイトによる矢状顆路の設定は可能である（**図48**赤矢印部分）．ちなみに，側方顆路はハノー咬合器の裏に記載されているL＝H／8＋12の式により求められる．

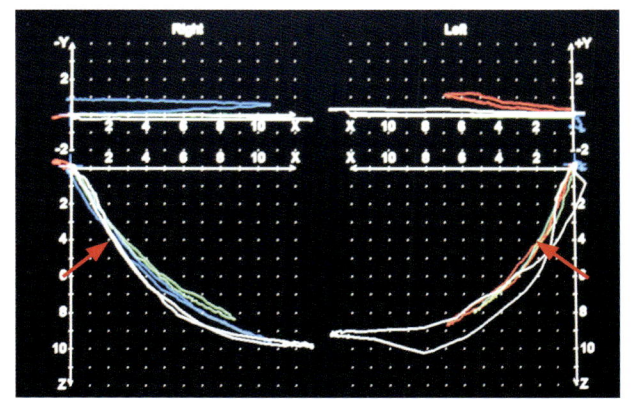

図48　コンピュータ・アキシオグラフによる下顎運動経路を示す

④咬合器上で顆路に沿って模型を動かし，各種診査により決定された**正常と思われる下顎位**で咬合器をロックし（**図49**），その際に生じる上下顎の間隙を埋めるワックスバイトを作製する（**図50**）．

図49　正しいと思われる下顎位に誘導する．臼歯部の咬合低位が見てとれる

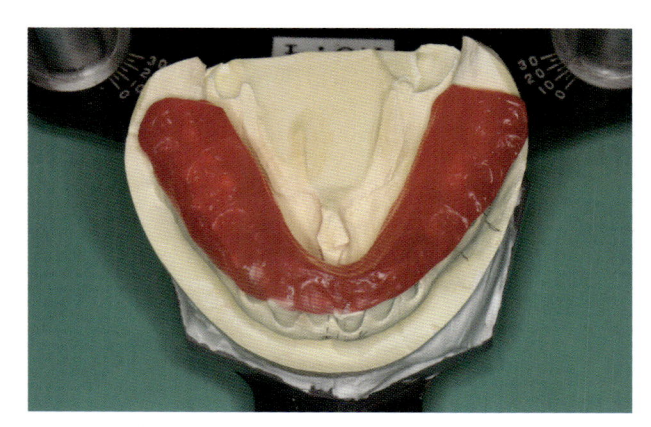

図50　咬合器上で作製したワックスバイト

コラム　咬合器上で下顎治療位を決定する場合の考慮事項

①上顎のスタディモデル上に書いた頭蓋正中線に対し，咬合器を誘導しながら下顎模型上に書いたオルソパントモ上で求めた下顎骨正中線（オトガイ棘を目安）を合わせる（下顎骨体の長さが左右異なる場合は，Go-Goラインの二等分線を下顎骨体正中とする）．
②耳穴触診で閉口終末に下顎頭の圧迫を触知する側（咬合が低い）の挙上量を多めにする．
③オルソパントモ上で下顎頭と外耳道の距離が近い側，また下顎頭が反対側に比べて長く，明らかに外耳道より上方にある側の挙上量を多めにする．
④上下の咬合関係がClass-Ⅱ，または臼歯部が近心傾斜している側の挙上量を多めにする．
⑤明らかに咬合の低い補綴物の入っている側の挙上量を多めにする．
　以上の事項を考慮のうえ，咬合器上の下顎治療位を決定する．

⑤患者の口腔内にこのワックスバイトを試適し，下顎を誘導しながら診断位置に咬合させる（ほとんどの場合適合する）．耳穴触診しながら開閉口運動をさせ，クリックがないことを確かめる．この顎位が許容できたら，わずかなずれを修正するために30ゲージのブルーシートワックス（GC社製）を2～3枚咬合面に乗せて，トーチランプにより軟化し再度診断位置で咬合させ，最終の咬合採得とする(**図51**)．

⑥このワックスバイトにより下顎模型を再付着し（**図52**），正しい下顎位に誘導するための可撤性装置である**マンディブラー・オルソペディック・リポジショニング・アプライアンス**（Mandibular orthopedic repositioning appliance：以下**MORA**と略す）[8]を作製する（**図53**）．

MORAの口腔内装着を示す（**図54～56**）．咬合器上で設定した下顎位と一致している．

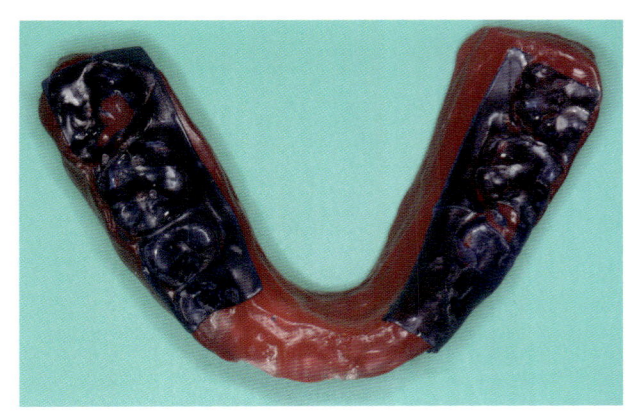

図51　最終の咬合採得によるワックスバイト

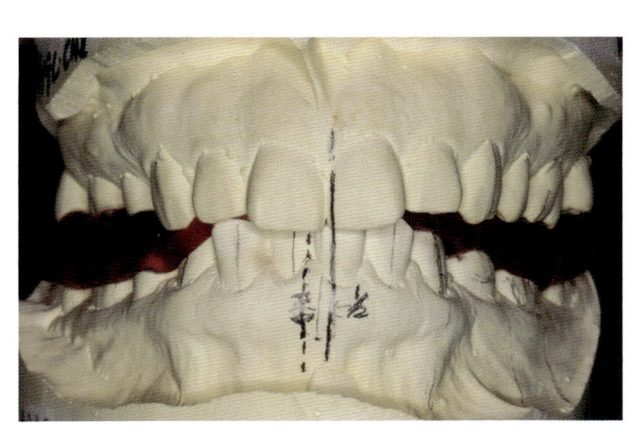

図52　正しい下顎位

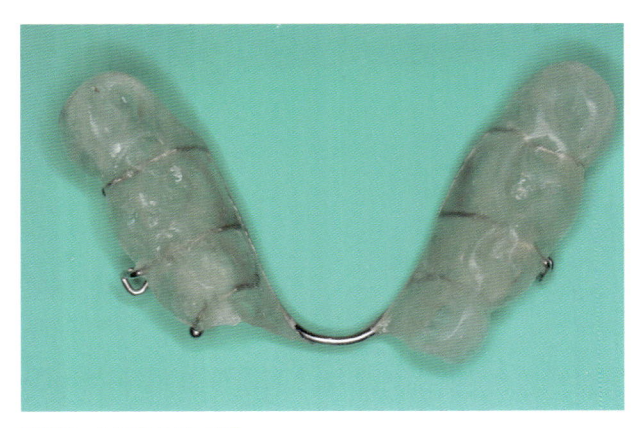

図53　MORA完成図

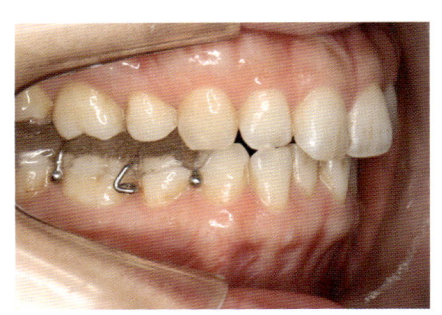

図54　MORAを装着した右側面観

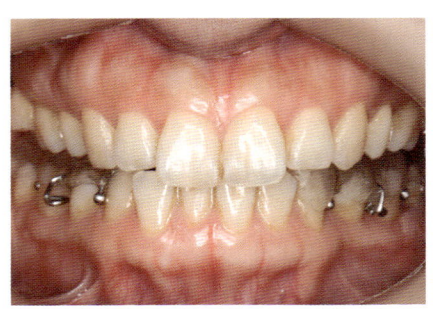

図55　同，正面観

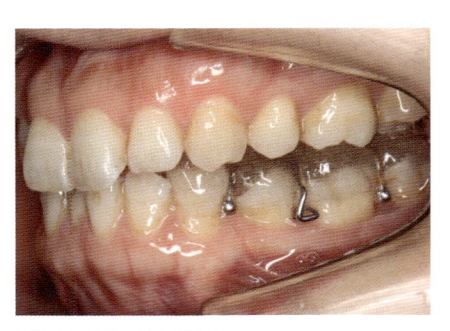

図56　同，左側面観

筆者はMORAを各種スプリントと分けて考えている．正常な下顎位を設定し，その位置に下顎をダイナミックに誘導する装置で，最初は対合歯咬頭の圧痕のみの咬合形式を与え，食事中も使用させる．ある期間をおいてから（下顎位が安定するまで）前方・側方のガイドを付与する．何回か調整が必要であるが，おおむね2～3カ月使用させると下顎位は安定し，MORAを外しても元の不正な位置には戻らなくなる．

コラム　MORAの作製法

①診断用とは別に作業用の模型を準備し，最終的に採得したワックスバイトにより咬合器に付着する．筆者はネジ止めで模型を固定できるGaletti咬合器を使用しているが，簡易的な咬合器でかまわない（**図1，2**）．
②ボールクラスプとトライアングルクラスプ（**図3**）を模型上であらかじめ掘り込んだ歯間空隙に曲げ入れ，スティッキーワックスで固定する（**図4，5**）．
③リンガルバー（細めのものでよい）を舌側のカーブに合わせて曲げ，スティッキーワックスで固定する（**図6**）．
④欠損部があれば人工歯を排列し，咬合面と舌側のリンガルバーとクラスプ部分に透明レジンを盛り上げ，上顎模型と咬合させて硬化を待つ．
⑤レジン硬化後，咬合面上の上顎咬頭の印記のみを残し，外形を整え研磨して仕上げる（**図7**）．
⑥前方，側方運動のガイドは下顎位が安定してから付与することが多い．

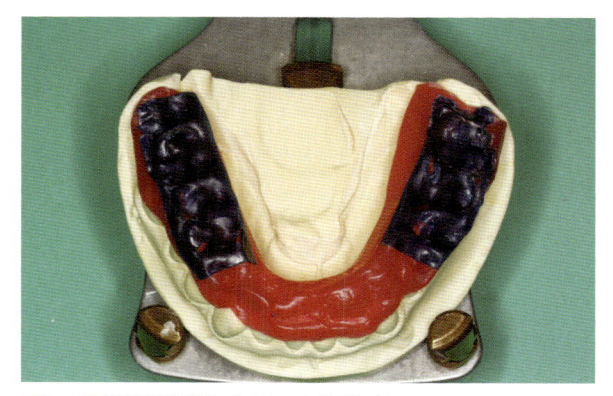

図1　最終的に採得したワックスバイト

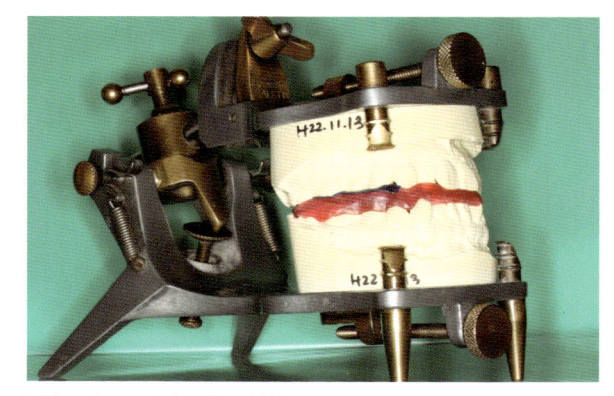

図2　Galetti咬合器に付着

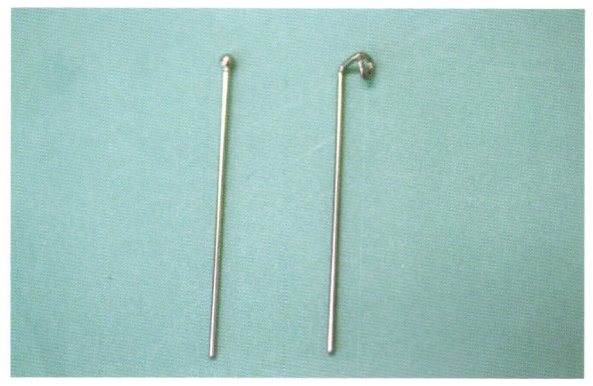

図3　ボールクラスプ（左）とトライアングルクラスプ（右）

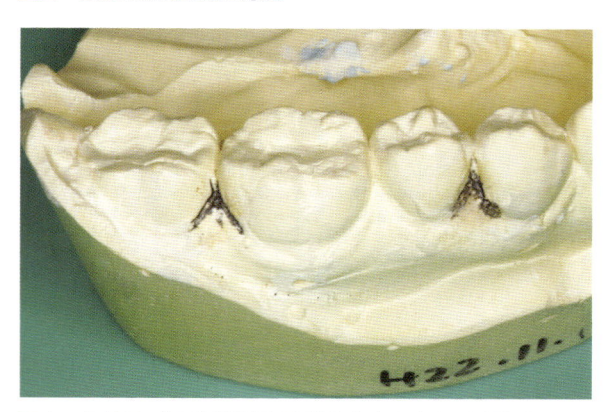

図4　クラスプの先端が入る部分をあらかじめ掘り込んでおく

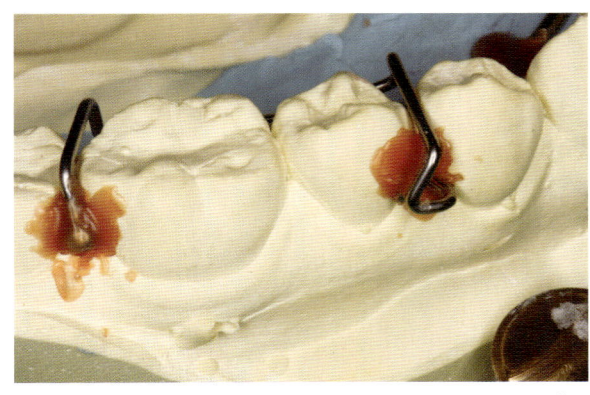

図5 スティッキーワックスで固定する．トライアングルクラスプは着脱時に爪をかけやすいので，便利である

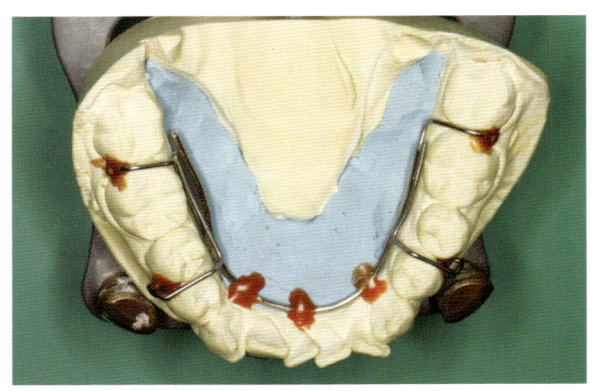

図6 細めのリンガルバーを舌側のカーブに合わせて曲げ，スティッキーワックスで固定する

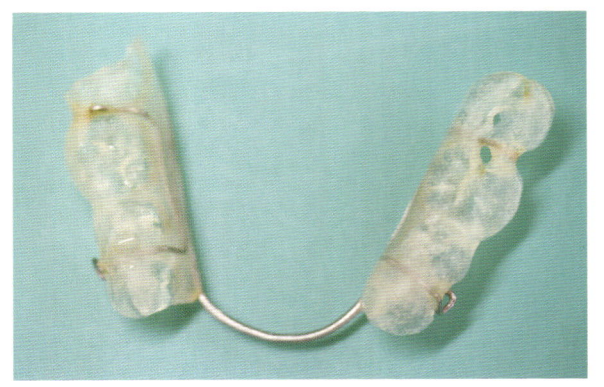

図7 完成したMORA．上顎咬頭の印記のみを残す

3）最終処置

下顎位が安定し顎関節症の症状も改善されると，新しい咬合関係をつくるために補綴物の多いケースではオクルーザルメタルスプリント，クラウン・ブリッジや義歯の再製，ほとんどが天然歯の場合は歯列矯正が適用となる．

4）予後の判定

正常な下顎位になると，

- 開閉口がスムーズでスピードがあり，左右にぶれない
- 術者の指示通りに前方・側方運動ができる
- 耳穴触診で明らかに術前より感触が少ない
- 不定愁訴が明らかに改善される
- 顔貌の改善が見られる

臨床的見地から以上の点が顎関節症の予後の判定として挙げられ，定期的なメインテナンス時の診査としても有効である．

また，顎関節症の最終治療として，以下に示す実際の治験例が参考になれば幸いである．

II．症例紹介

1．オクルーザル・メタルスプリントによる治験例
2．クラウン・ブリッジ，パーシャルデンチャーによる治験例
3．インプラントを前提とした治験例
4．歯列矯正による治験例

参考文献

1）佐藤貞雄：不正咬合治療へのアプローチ. 東京臨床出版, 東京, 1991.
2）伊藤吉美：口腔内科学. 永末書店, 京都, 1985, 318.
3）佐藤貞雄：ブラキシズムと口腔疾患. 日本歯科医師会雑誌, 60 (12), 2008.
4）宮下邦彦：X線解剖学とセファロ分析法. クインテッセンス出版, 東京, 1986, 26.
5）村井正大：頭痛, 肩こりの原因となる咬合異常ははやめに治す. 保健同人, 1991, 7月号.
6）田口　望：顎関節症に対する保存的治療法. 日本歯科医師会雑誌, 63 (11), 2011.
7）顎関節症の診断と治療のガイドライン作成委員会：顎関節症の診断と治療. 日本歯科医師会雑誌, 50 (7), 1997.
8）Gelb, H：Clinical Management of Head, Neck and TMJ pain and dysfunction. W.B.Saunders co, Philadelphia, 1977, 320～328.
9）日本補綴歯科学会編：歯科補綴学専門用語集 第3版. 医歯薬出版, 東京, 2009.

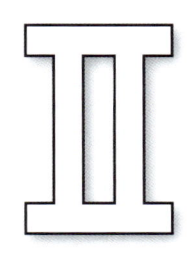

II 症例紹介

顎関節症は口腔内疾患のように直視できない．
顎関節部を開けて診るわけにもいかない．
しかし，そこには患者の過去からの不正咬合にまつわる要因が，
また日常の生活から受けるストレスの歴史が集約されている．
顎関節症とは，不正咬合を原因とする生活習慣病といえる．

症例写真は、患者本人の了承を得て掲載している

1 オクルーザル・メタルスプリントによる治験例

症例 1[1,2)]

- **主　訴**：噛むと左顎に音がして，食事中に違和感がある．
- **患　者**：女性，60歳
- **初　診**：平成20年5月
- **治療歴**：過去に7̄は歯根破折による病巣拡大のため抜歯され，その後，6̄の近心根破折により分割抜歯，治癒後⑥6⑤のブリッジを装着したが，6̄ P急発のため抜歯された．以上の経過を辿り，下顎右側大臼歯を2本とも失い，翌月頃から左側顎関節にクリック音が出始めた．

1. 顎関節症の診査

1) 視　診

①顔貌診査

　鼻筋が右に曲がり，上下口唇とも薄く緊張感があり，頬の皺が目立つ（**図1，2**）．

②口腔内診査

　前歯の被蓋が深く，下顎左側は近心傾斜しており，顔貌写真の下顔面からも咬合高径の低さがうかがえる（**図3〜7**）．

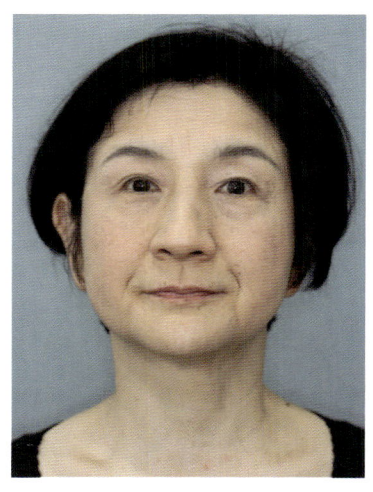

図1　正　貌

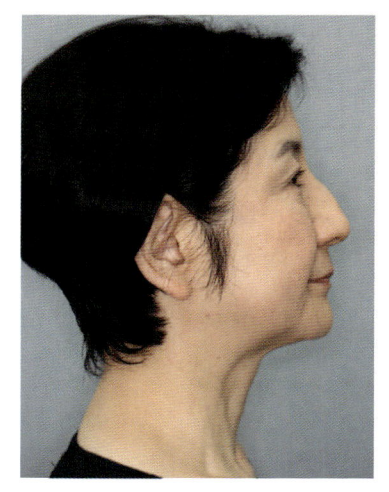

図2　側　貌

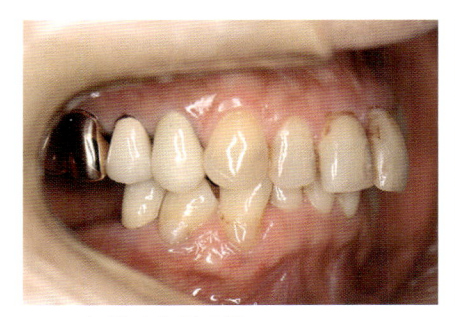

図3 初診時右側面観 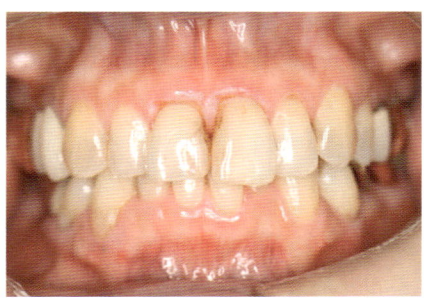　　　図4 同，正面観 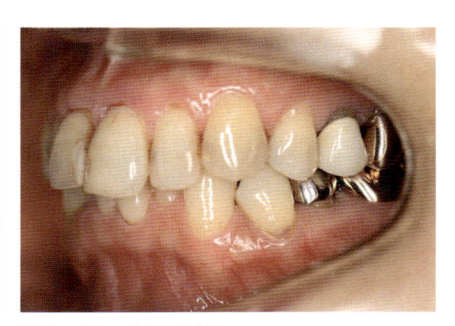　　　図5 同，左側面観

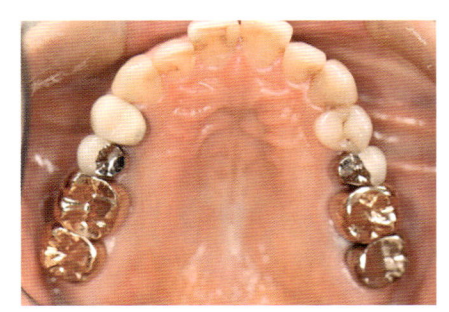

図6 上顎咬合面観 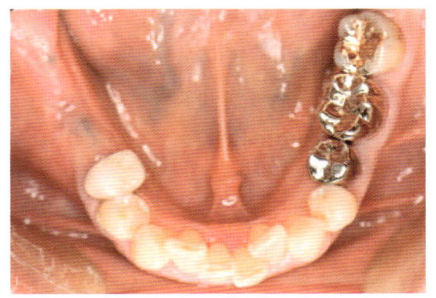　　　図7 下顎咬合面観

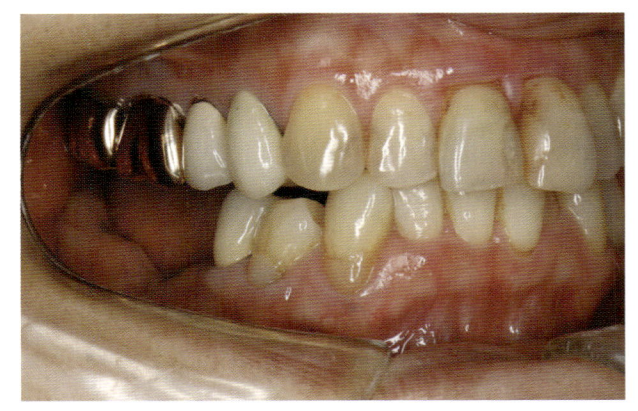

図8 下顎位決定右側面観 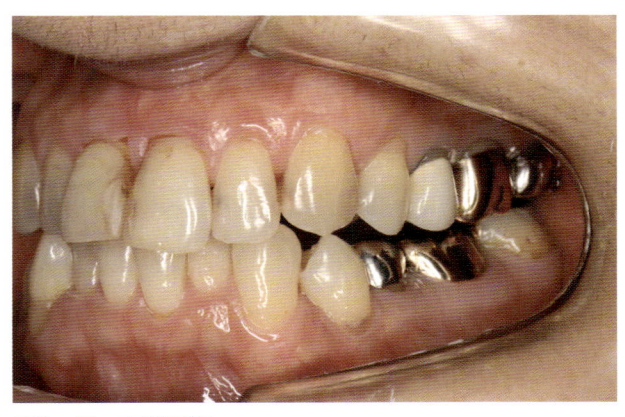　　　図9 同，左側面観

2）耳穴触診

　耳穴触診では，中心咬合位で下顎頭が後方に押し込まれていること，右側方運動で右側顎関節の後方支持がないことが判明した．両側の咬合高径，特に左側が低い．耳穴触診により，新しい正しい下顎位を決定する．

　半開口で前方・側方運動を何回かさせ下顎をリラックスさせた後，開閉運動をゆっくりさせ，小指の腹にクリック，および閉口時終末の下顎頭後壁の圧力を感じない位置の下顎位を探し，咬合採得をする．

クリックのない，新しい下顎位によってできた咬合面スペースを示す．この下顎位を維持する装置を作製し，顎関節機能を正常に戻さなければいけないことが判明した（図8，9）．

3）スタディモデルの診査（図10～12）

　前歯の被蓋が深く，咬合高径の低さがうかがえる．もともと顎関節症の要素を持っていたと思われるが，大臼歯喪失に伴い，軽度顎関節症から中等度顎関節症を発症した．

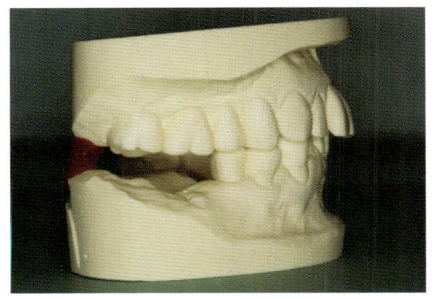

図10 スタディモデル右側面観　　図11 同，正面観　　図12 同，左側面観

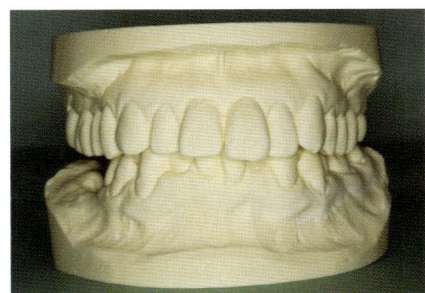

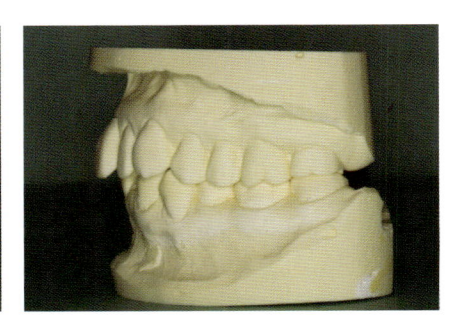

2. MORAの作製

1) 作製法

① ボールクラスプのボール部分を歯間空隙に曲げ入れ，ワイヤー部分は咬合面に少し浮かせて曲げ，咬合面レジンの補強とクラスプの維持とする（図13）．

② リンガルバーを曲げ，欠損部に人工歯を排列し，その他の空いている部分を透明レジンで盛り上げ，上顎模型と咬合させて硬化を待つ．

③ 中心咬合位をチェックし，研磨して仕上げる（図14）．

④ 前方・側方運動のガイドは，下顎位が安定してから付与する．

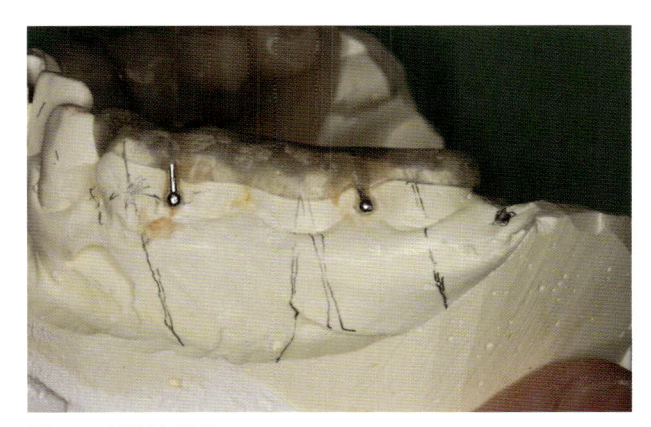

図13 横型上装着

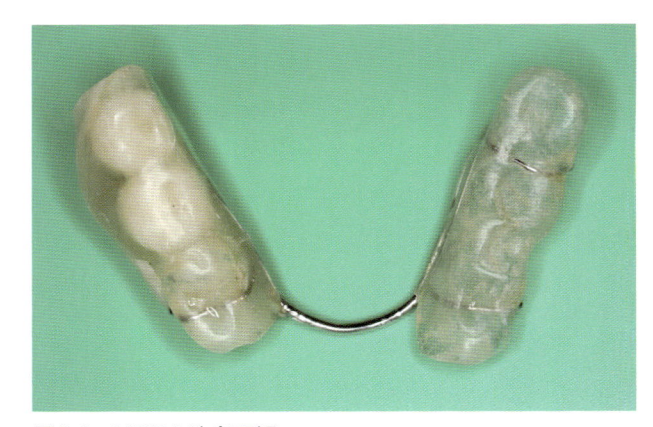

図14 MORA咬合面観

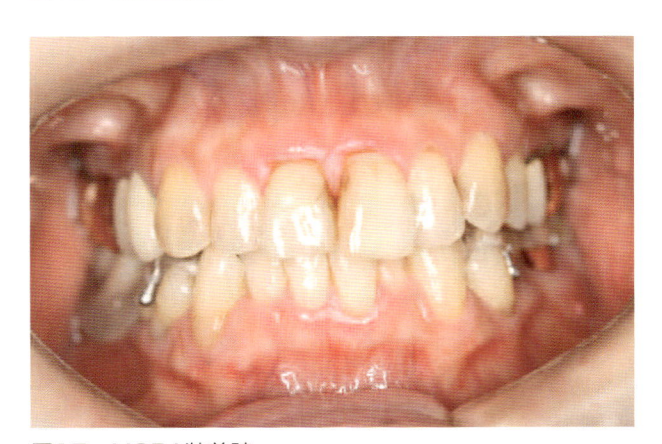

図15 MORA装着時

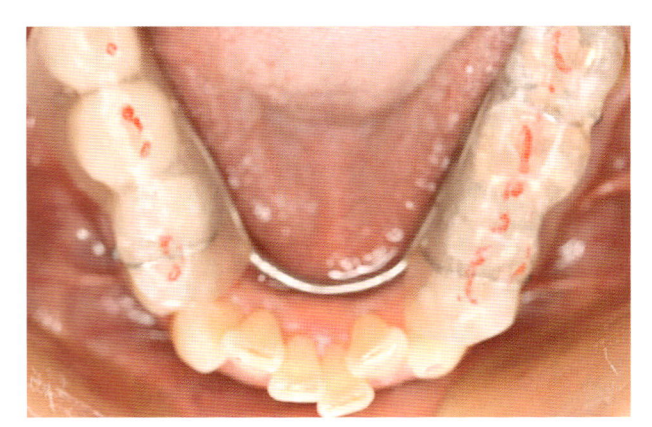

図16 同，咬合面観

2）口腔内装着

咬合が挙上され，術前に比べて前歯のオーバー・バイトが浅くなり，正中がわずかに右側にずれたことがわかる．下顎はかなり前方位である（**図15**）．

MORA咬合面は上顎歯咬頭頂の圧痕のみを残してある（**図16**）．

3）装着直後の顔貌の変化

正貌では，眉毛，目，鼻翼，頰の皺，上下口唇の位置などの変化．また，頭位の変化（装着前は右に回転していた）が確認できる（**図17，18**）．

側貌では，装着後の下顔面が伸びてオトガイ部が後方に位置し，顎を引いた状態になっている（**図19，20**）．

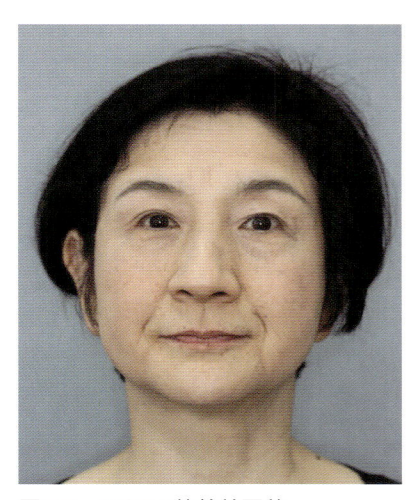

図17　MORA装着前正貌

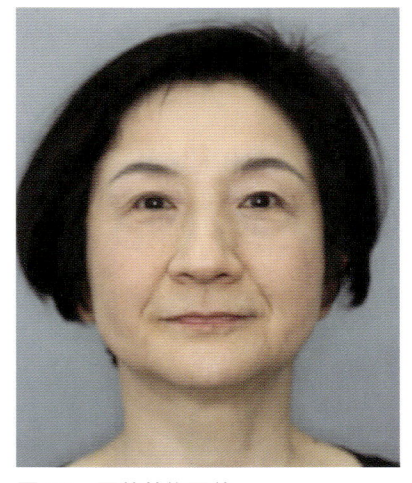

図18　同装着後正貌

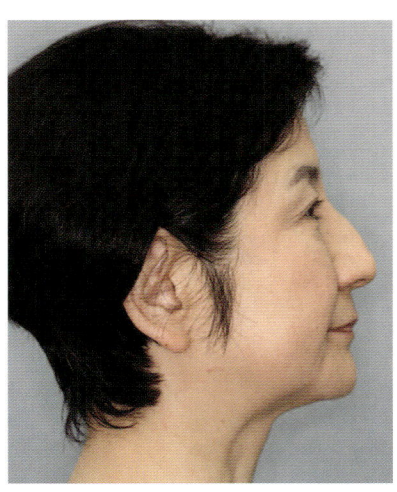

図19　MORA装着前側貌

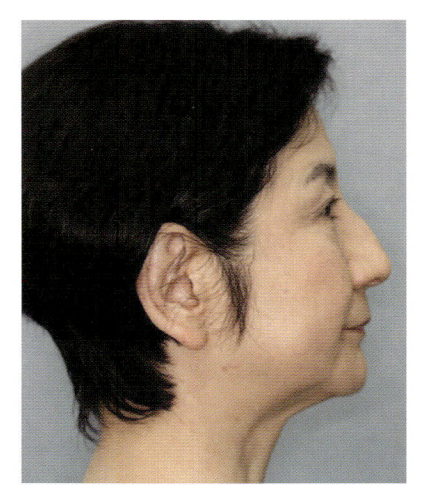

図20　同，装着後側貌

3. MORA装着後の経過

この症例では，クリックのない正しい下顎位に最初から誘導できたので，最終顎位としてMORAを作製した．咬合面形態は，対合歯の咬頭頂の圧痕のみを付与したものとする．

患者は新しい下顎位には順応しがたく最初のうちは戸惑うが，クリックのない適正顎位で作製された装置は必ず適応することを信じて，装着時の咬合面調整はあまりしない方がよい．ブラッシング時以外，食事中も使用するように説得する．最初は食べにくいといわれるが，1～2週間程度で順応してくる．この頃になると，開閉口はスムーズになり，自覚症状もなくなる．しかし，時間の経過とともに生体は元の習慣性下顎位に戻ろうとするので，再度耳穴触診により正常な下顎位に誘導し（ほとんどの場合はわずかな移動量である），口腔内で直接レジンを添加する．約2週間後（ケースによってはもっと時間を置く場合もあるが），下顎位が安定したことが確認できたら，MORAの咬合面形態を中心位から，前方・側方運動ができるように修正する．

この段階ではまだ筋肉やその他の組織が元の下顎位を記憶しているので，側方運動をすると下顎を後方に引いてしまう．そのため，下顎が後方に行かないように，これをブロックする咬頭斜面を残しておかなければならない．新しい下顎位に順応するには個人差があるが，最短でも2～3カ月は要すると考えておいた方がよいだろう．

MORA装着後，2回調整をして1カ月が経過，この頃には治療前に比べて正中がわずかに右側にずれ，下顎はかなり前方位で安定してきた．咀嚼，発音，その他日常生活にも何ら問題はなく，顎の調子も良好，MORA装着前には痛かった左の腰も最近はよくなったとのことで，最終補綴のオクルーザル・メタルスプリントの作製に入ることにした．

4. オクルーザル・メタルスプリントの作製

上顎印象模型をフェイスボウトランスファーにより咬合器に付着する．咬合採得の際，MORAを外しても数回の開閉運動で下顎が定位置に戻るのを確認し（もちろん耳穴触診のもとで），軽く咬合させた状態で上下顎間の空隙に咬合採得用のシリコンを注入する．硬化したシリコンバイトにより注意深く下顎模型を咬合器に付着する．

メタルフレームの設計は金属床の設計に準ずるが，臼歯部のクリアランスが大きい場合，審美性も考慮し硬質レジンで咬合面を仕上げる（**図21**）．メタル

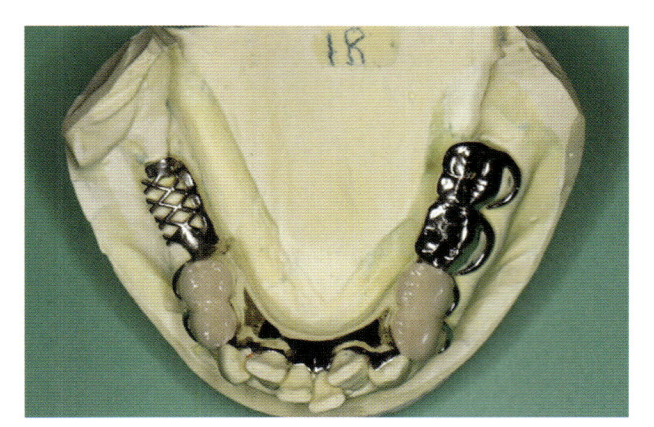

図21 オクルーザル・メタルスプリント咬合面観

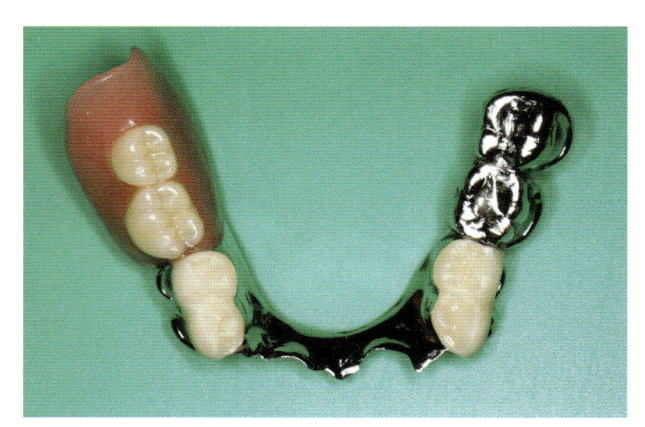

図22 同，完成

フレームが残存歯の咬頭を3分の1ほど覆うので，リテンションとしてのクラスプは最小限でよい．でき上がったメタルフレームを口腔内に試適し，アルターキャスト法により欠損部の印象を行い，再度精密に咬合採得を行ってオクルーザル・メタルスプリントを仕上げる（**図22**）．

5. 口腔内装着

上下顎正中はほぼ一致し，前歯被蓋はMORA装着時と変化なく咬合は挙上されている（**図23**）．右側は上下3，4，5でガイドし，1歯対2歯の関係になっている（**図24**）．

左側も1歯対2歯の関係で，上下3，4，5がしっかり側方をガイドし，下顎位は安定している（**図25, 26**）．

治療にあたり，両側，特に左の挙上を多めにして下顎位を前方に誘導し，オクルーザル・メタルスプリントには左右側方運動に対するガイドをしっかり与えた．

装着後，一度クラスプの調整に見えたが，咬合状態・顎関節の状態は体調とともに3年経過した現在も大変良好であるとのことであった．

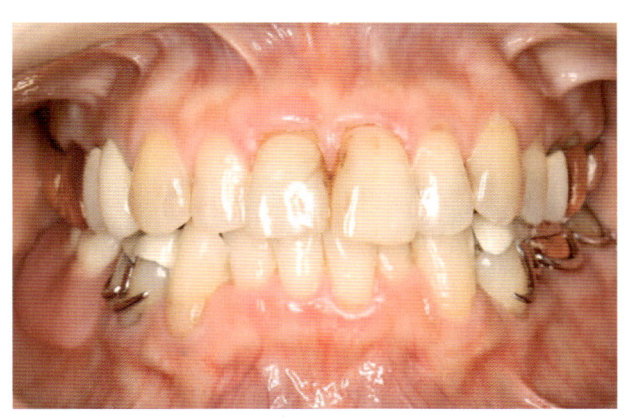

図23　装着後正面観

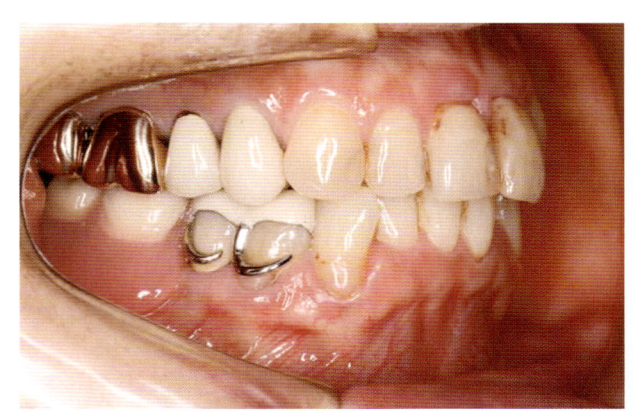

図24　同，右側面観

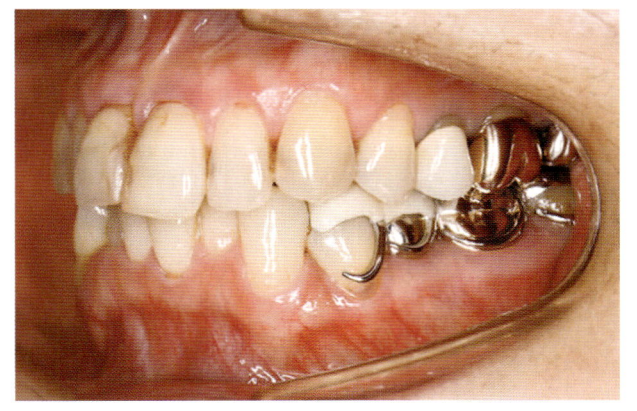

図25　同，左側面観

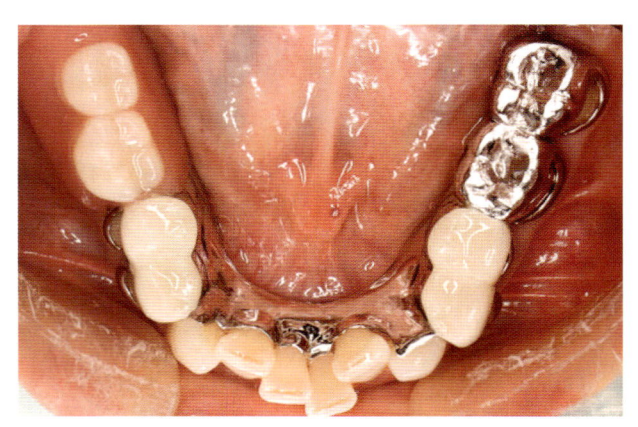

図26　同，咬合面観

症例 2

- **主　訴**：口を大きく開けると顎が外れそうになり，咬合の不安定感が気になる．
- **患　者**：女性，47歳
- **初　診**：平成元年10月
- **治療歴**：顎関節症で20年あまりオクルーザル・メタルスプリントを使用している．初診来院時は開閉運動で顎が左右にぶれ，口を大きく開けると顎が外れそうになる状態であった．前歯部過蓋咬合で臼歯部が低く，耳穴触診では咬合低位による圧迫を感じた．オクルーザル・メタルスプリント装着後は下顎前歯部の審美性にはかけるが（図4），咀嚼・発音には問題なく日常を過ごされており，クリックもなく，耳穴触診でもわずかに触れる程度で問題ない．

　その後も定期検査には必ず来院され，患者さんは大変治療に満足している．

　スプリントを外した状態では，これだけのクリアランスがオクルーザル・メタルスプリントによって補われている（図1，2）．

　メタルフレーム上の硬質レジンにより，中心咬合位および側方運動が維持されている（図3，4）．

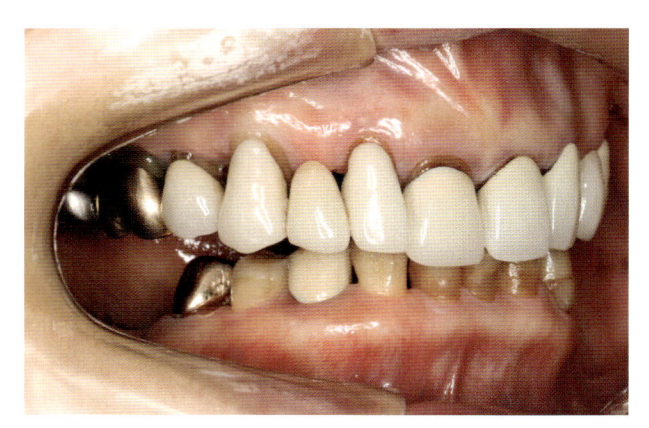

図1　スプリントを外した状態．右側面観

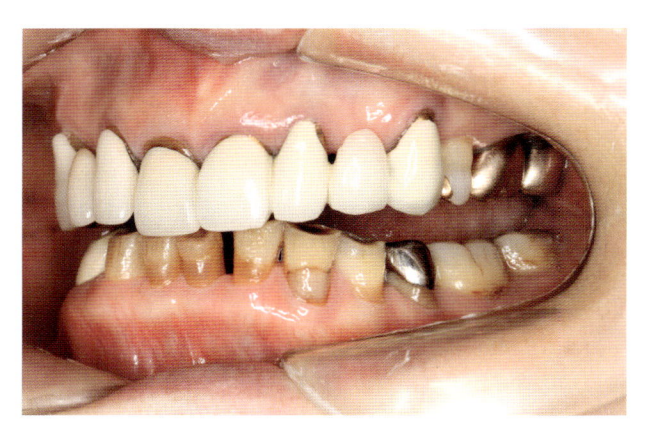

図2　同，左側面観

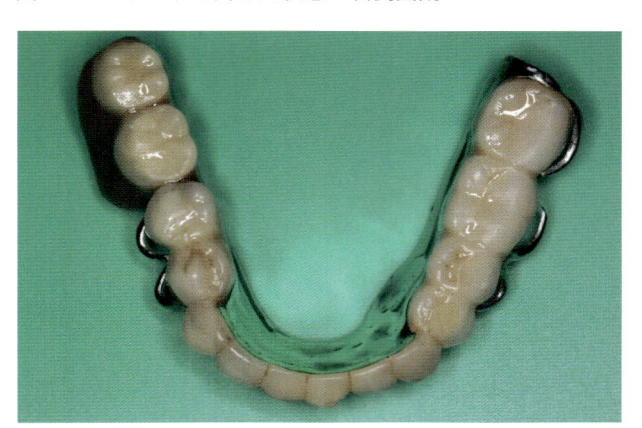

図3　オクルーザル・メタルスプリント

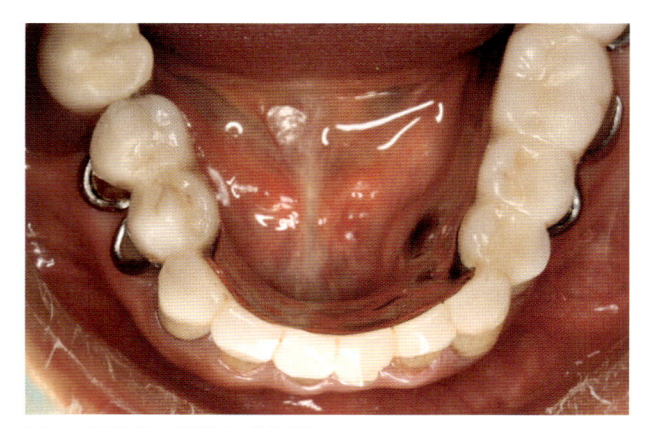

図4　装着時の下顎咬合面観

症例のポイント

口腔内に自費の補綴物が多く存在し，これをやりかえるのは時間と患者の経済的負担が増えるようなケースでは，1つの装置で顎関節症にも対応でき，欠損部の修復も可能となる方法，すなわち「オクルーザル・メタルスプリント」が有効である．

2 クラウン・ブリッジ，パーシャルデンチャーによる治験例

症例 1[3)]

- **主　訴**：左顎が痛い，偏頭痛が気になる．
- **患　者**：女性，55歳
- **初　診**：平成18年12月
- **治療歴**：平成18年の7月に左顎が痛み，某歯科病院を紹介され週1回通っていた．治療としてはマウスピースをつくり，電気を当てているそうである（この方法では治らないと思われる）．顎がガクガクするのはよくなったが，寝ていて顔を横にしたりすると左顎が痛み，枕から頭を上げたりしても痛む．昨年左下の奥歯が痛み，抜歯して義歯を入れてから半年ぐらいでこの症状が出て，義歯も違和感があった．
甲状腺に腫瘍があるかもしれないということで，病院に通っている．

1. 顎関節症の診査

1）視　診

口腔内診査

上顎は欠損なし，下顎は6|と|67が欠損，歯周検査では舌側にプラーク付着があるものの，ポケットは3mm程度で問題はない．

開閉運動では開口量2横指である．開口時，下顎は後方に押し込まれるように窮屈そうで，耳穴触診ではクリックも何も触れない．

これは完全な**クローズド・ロック**（顎関節の関節円板が前方に変化している状態）の症状である．

2）スタディモデル診査

アキシオグラフで求めた皮膚上のヒンジポイントにより，SAM咬合器に付着した模型を示す（**図1**）．正中も咬合平面もずれており，治療の難しさを想定させる．

前歯のオーバージェットが大きいため，アンテリア・ガイダンスはない（**図2～4**）．

咬合状態は右側に比べ，左側では小臼歯の咬合接触範囲がほとんどなく（**図6**黒矢印部分），大臼歯欠損と合わせて，左側の咬合支持の欠落を想像させる（**図5，6**）．

咬合平面の診断では（**図7**），|7がかなり挺出していたので，クラウンにして揃える必要がある（**図8，9**鉛筆斜線部分，赤矢印部分）．

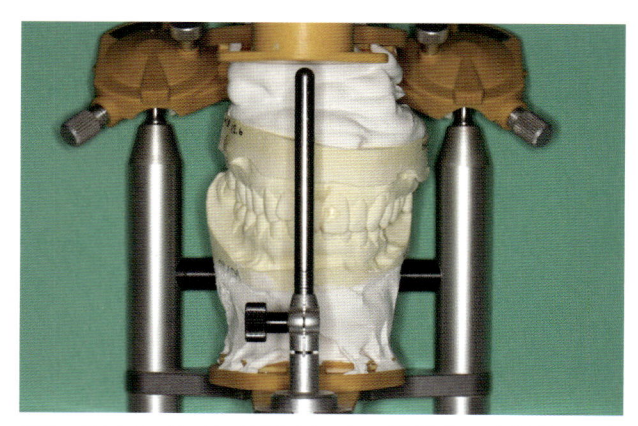

図1　正中はインサイザルピンと一致せず，咬合平面は右上がりである

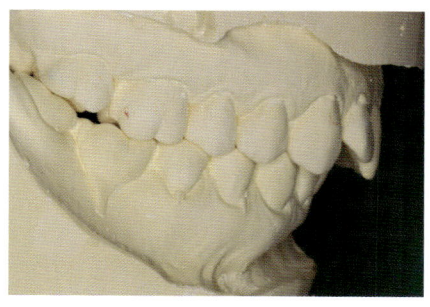

図2 スタディモデル右側面観．スピーのカーブが強い

図3 同，正面観

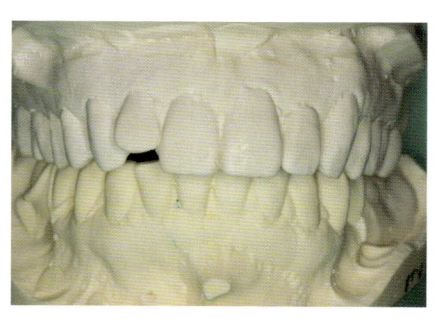

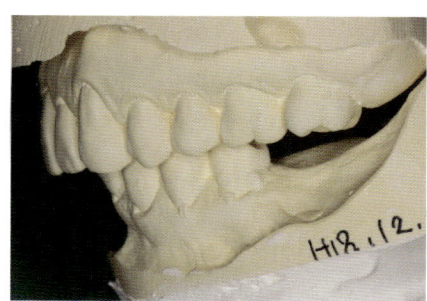

図4 同，左側面観

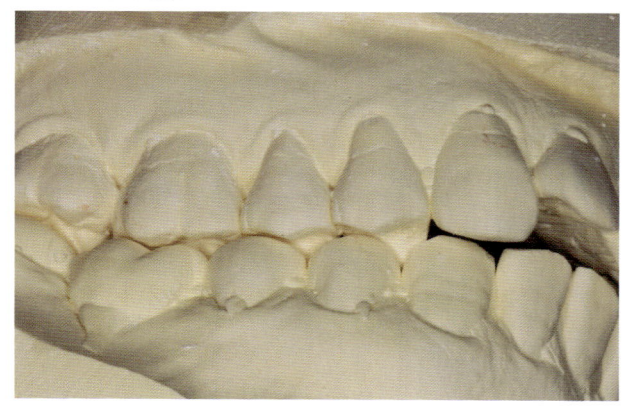

図5 左側に比べ，咬合接触範囲が広い

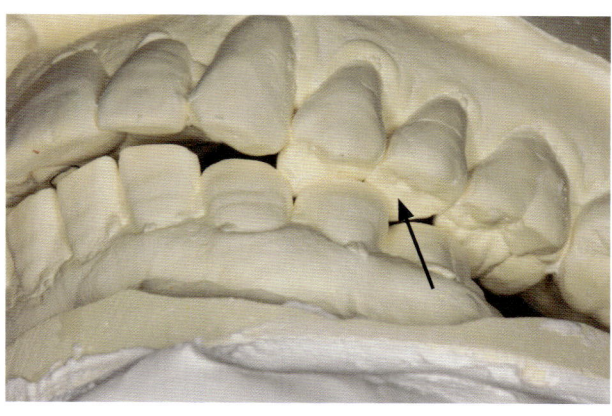

図6 小臼歯の咬合接触範囲がほとんどない

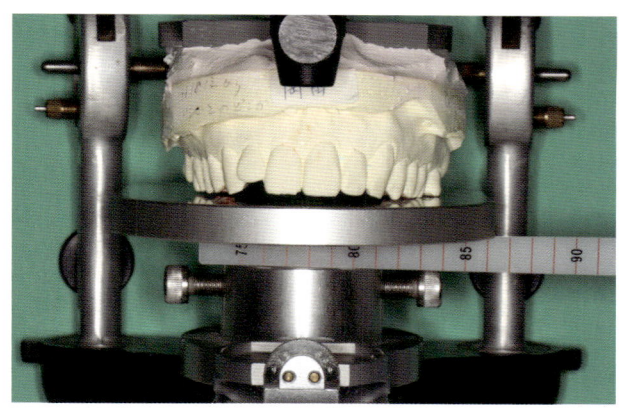

図7 咬合平面の診査 |7 は削合してある，7| は低位である

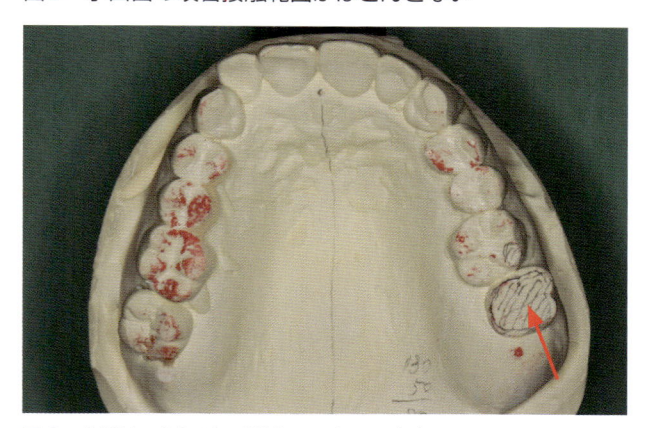

図8 基準に合わせて削合した |7 の咬合面

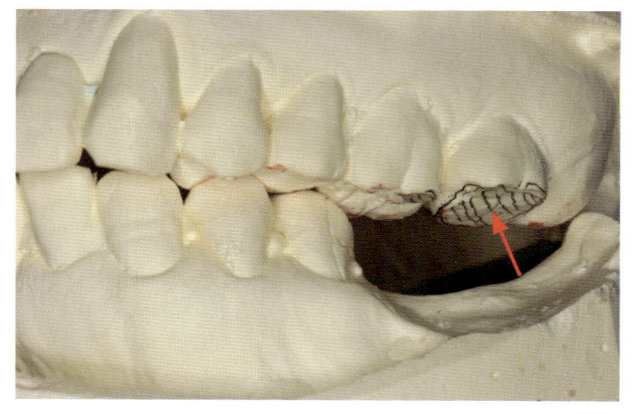

図9 咬合器上で基準平面に合わせて削合した |7 の挺出部分を示す

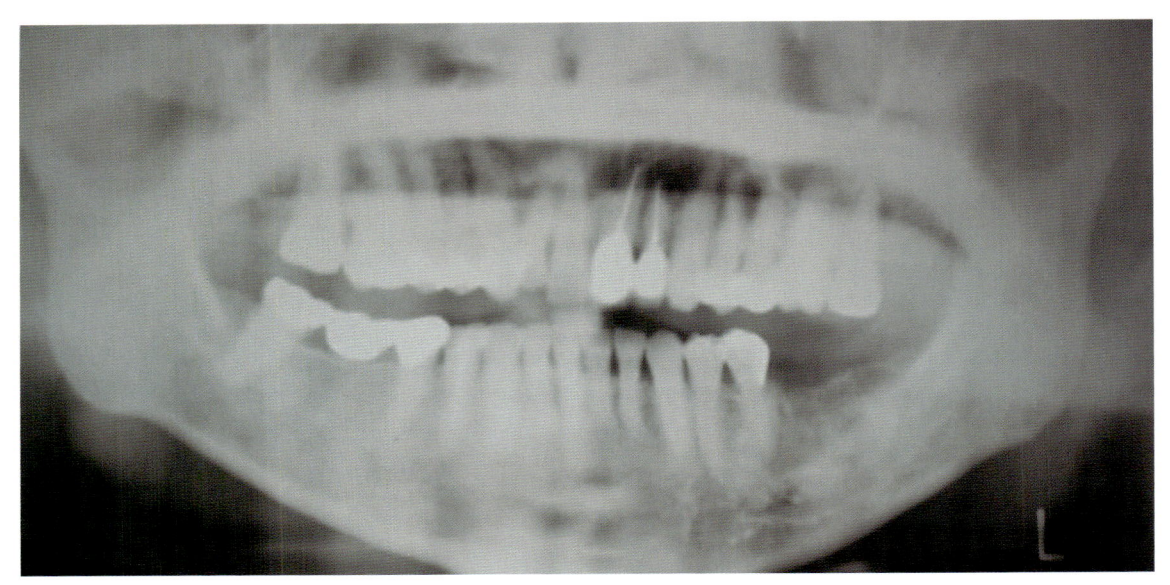

図10 オルソパントモ．咬合平面は左右不対称では[7]がせり上がっている

3）オルソパントモ診査

上顎左側の第一，第二大臼歯が挺出している．[7]は低位で[765]のブリッジのスピーのカーブが強い．左右の下顎頭がかなり摩耗しているようである（図10）．

4）コンピュータ・アキシオグラフ診査

前方・側方・開閉運動の重ね合わせでは，いずれも下顎頭の移動量は少ない（図11）．

縦軸が回転，横軸が滑走を表すグラフでも，回転はしているが滑走量は5～6mmで，正常値の15mmに比べるとかなり少ないことがわかる（図12）．

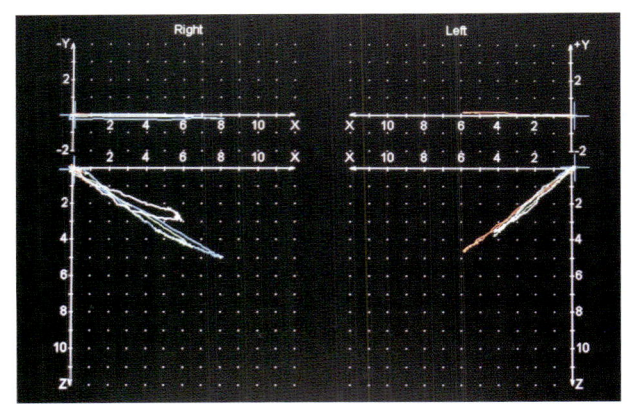

図11 開閉運動（白い軌跡）時の下顎頭の移動量は少ない

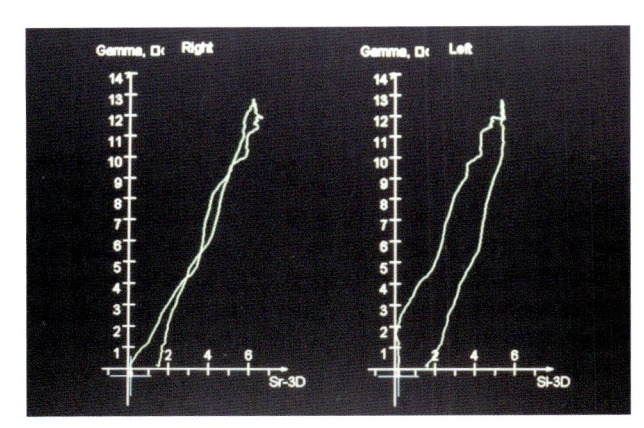

図12 滑走量も，正常値に比べるとかなり少ない

2. 診　断

慢性の両側クローズド・ロックを伴うClass-Ⅱ不正咬合で，**重度顎関節症**に属する．

前述の機能的正常咬合を基準に考えると，この症例はA，B，C全てに当てはまらない（総論 p.4）．

3. MORAの作製

　重度顎関節症でもよい環境を提供すると，時間の経過とともに円内の中等度顎関節症（p.38，図39）に入ってくるが，円外の遠くにいるほど時間とステップが必要となる．MORA作製の前に，ロックした状態を解除しなければならない．

　関連組織のリラキゼイションを図る目的で，患者固有の正しい咬合平面に対して，上下フラットなスプリントを作製した．前方・側方運動時，上下スプリントはいつでも接触しているように調整し，ときどき下顎を前後左右に運動するように指導した（顎の体操のため）．

・1カ月後…開閉運動は楽にでき，食事中も痛みはないがまだロックしている．
・2カ月後…ロックはそのままだが，開閉時，耳穴触診で左顎関節部に雑音が出てきた．これは**関節円板復位**の可能性が出てきた証拠である．

　MORA作製のための印象採得をし，2週間後に咬合採得を行った．この時点では首，肩が痛く左顎も調子が悪いとのことであったが，顎運動はスムーズで，下顎を前後左右に運動させた後に開口すると，3横指開くようになった．左顎関節部の雑音はあるが，今がチャンスなので軽くマニピュレーションをした後，耳穴触診しながらスムーズに開閉運動できる下顎位を決め，咬合採得を行った．しかし，この顎位はあくまで正常範囲に向かう第1歩であり，最終的な治療位ではない．

　新しい顎位に対してMORAを作製する．装置のリテンションとして3箇所にトライアングル・クラスプ（ボール・クラスプでもよい）を付与し，|67には人工歯を，対合との隙間は透明レジンで埋め，左右をリンガル・バーで接続する．きちんと咀嚼できるように，咬合面形成をしておく．この症例の場合，オーバージェットが大きいので下顎前歯は覆わない．

　昼間，食事中も含めて装着させ，夜間は上下フラットなスプリントに変え，顎の体操を励行させた．

4. MORA装着後の経過

　2週間後，左下欠損部にレジン添加し，その後，前方位で再度レジン添加，調整を繰り返し，初診から約6カ月経って下顎の開閉もスムーズになり，3横指は楽に開けるようになった．

　装置を外しても下顎位は安定しており（臼歯部は離開状態），左側の雑音も軽減したため最終的な治療計画を立て，補綴治療に入った．

5. 補綴治療

1）上顎の|7は挺出，7|は低位であるため，咬合平面に揃えてクラウンを作製した（図13，14）．
2）右下のブリッジはスピーのカーブが強いので，彎曲の弱いブリッジに変えた（図15，16）．
3）左下の小臼歯は，対合歯と接触面積を広く咬合するように形態を変えてクラウンを作製した（図17，18）．
4）最後に欠損部は，I-bar形式の遊離端義歯を装着して治療は終了した（図19，20）．
5）咬合高径はかなり挙上され，オーバージェット量も増加している（図21）．
6）治療前と治療後の模型の比較では咬合挙上の変化が見てとれる（図22，23）．

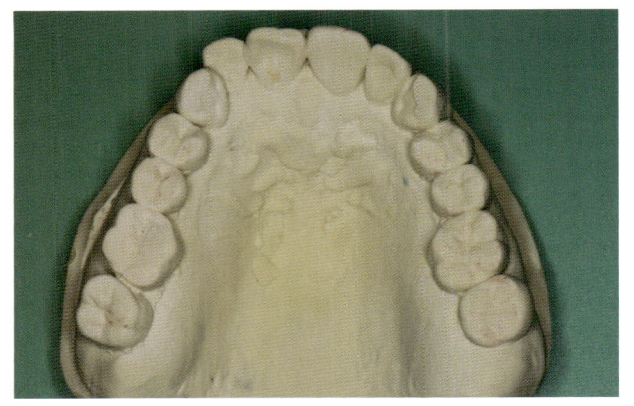

図13 7̱|7̱は咬合平面の基準に合わせて補綴されている

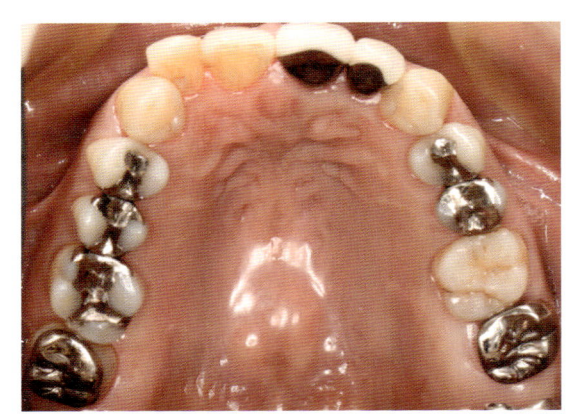

図14 7̱はアンレー，|7̱はクラウンにより咬合平面を揃えた

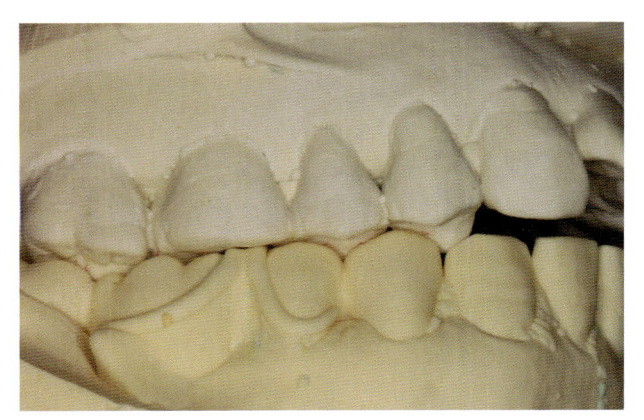

図15 スピーのカーブの弱いブリッジを装着

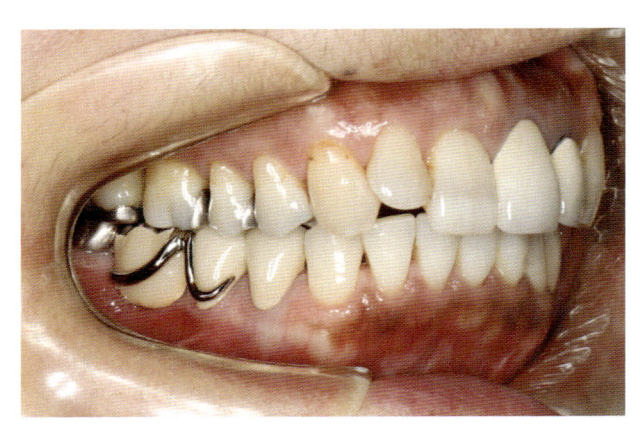

図16 新ブリッジ装着時

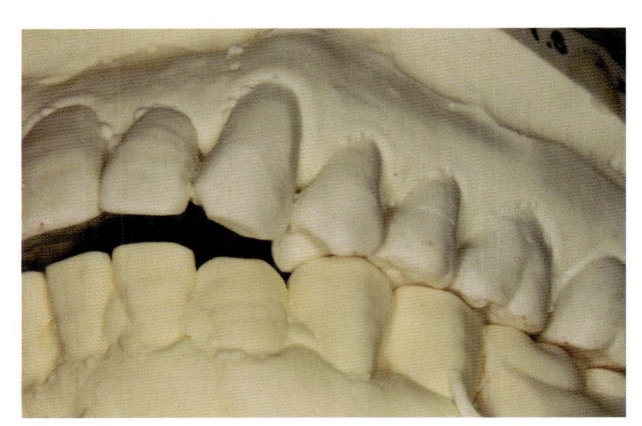

図17 対合歯との接触面積を広く咬合するように形態を変えてクラウンを作製

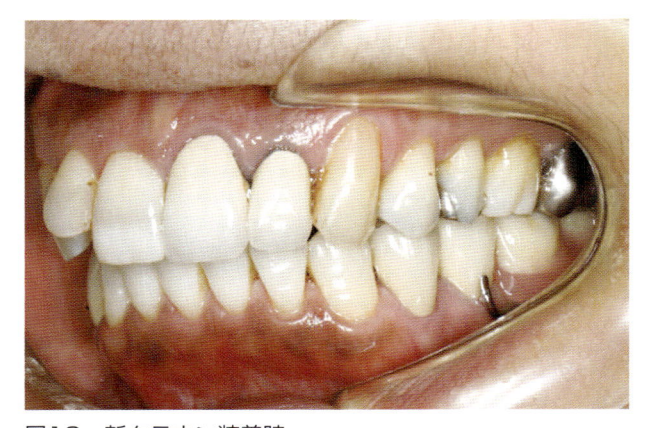

図18 新クラウン装着時

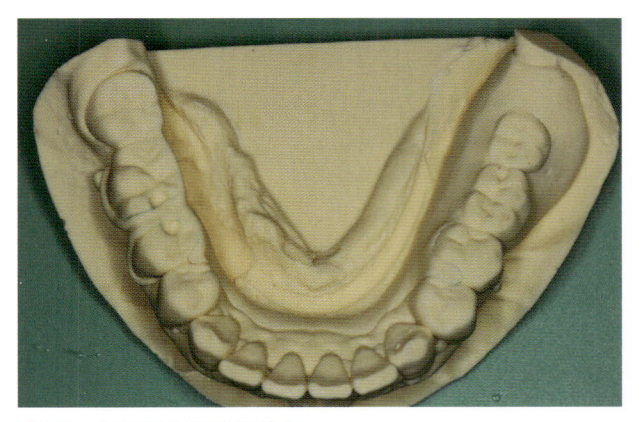

図19　欠損部の遊離端義歯

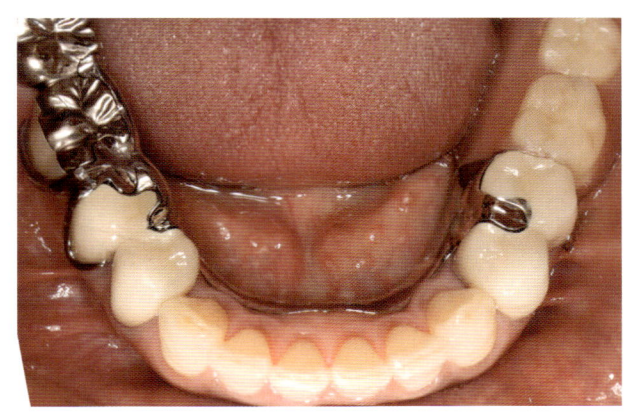

図20　I-bar形式の遊離端義歯装着時

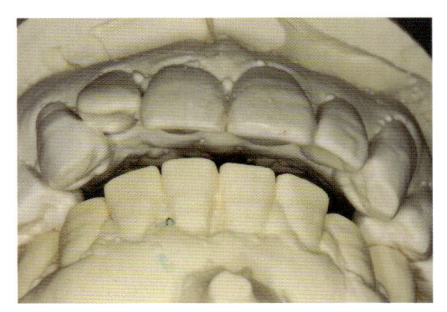

図21　咬合高径はかなり挙上されている

図22　治療前模型

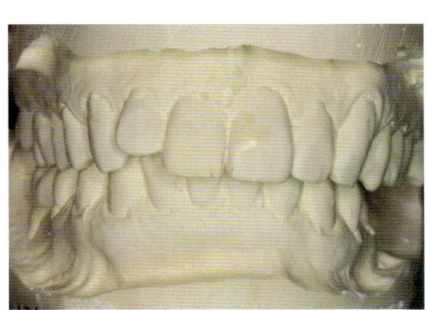

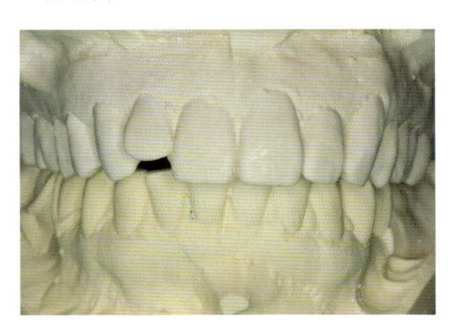

図23　治療後模型

6. 経　過

　6カ月後の定期検診では，左顎関節部にわずかに雑音（長期にわたり異常範囲にいて，器質変化を生じているのでやむを得ない）があるが，痛みもなく開閉運動はスムーズで，食事中も支障はない（**図24**）．

　アンテリア・ガイダンスはないが，下顎位が安定しているので問題はないと思われる．

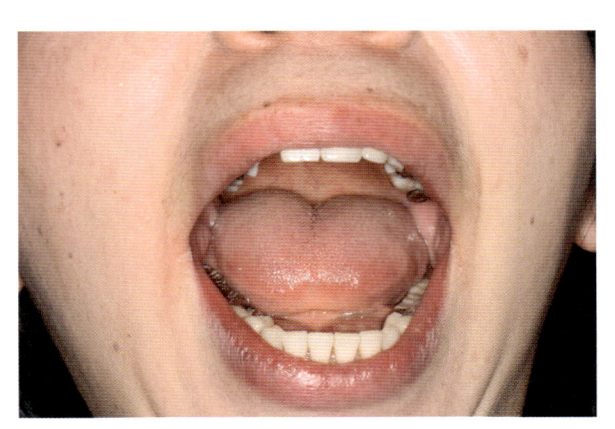

図24　開口量は3横指で，十分である

症例のポイント

・重度顎関節症でも正しい診断と治療により，軽度顎関節症にまで改善することができる．
・残存歯が正しく咬合していれば，局部義歯でも下顎位を維持できるが，メインテナンスが大切である．
・将来，欠損部のインプラント治療は有効である．

> ### 症例 2
>
> - **主　訴**：治療済みだが，噛み合わせがおかしく，物が噛めない．
> - **患　者**：女性，49歳
> - **初　診**：平成21年12月
> - **治療歴**：全身の既往歴としては，14年前に交通事故で鎖骨骨折，頭部外傷があり，3年前頸椎椎間板ヘルニアで左腕に痺れ感があった．平成21年11月17日，寝起き時にめまいがして，昼頃には吐き気も出た．耳鼻科でCT，血液検査を受けたが，3日後にめまいが再発．12月19，20，21日と連続でめまいがひどく，MRI検査を受けたが異常は見つからなかった．
>
>   歯科の既往歴としては，平成16年から21年の春まで，骨移植によるインプラント治療を含めた全顎治療を受けた．

1. 顎関節症の診査

1）問　診

1カ月前から寝起き時のめまいが始まり，日中もしばしば起こすようになった．ひどいときは点滴も受けたほどである．過去2年間は病気の家族への看護で心労が続き，さらにさまざまな家庭内事情で大きなストレスを受けた．ストレステストの結果もかなり数値は高く，精神的・肉体的疲労がうかがえる．

不定愁訴として，偏頭痛，眼精疲労，めまい，首の痛み，肩こり，腰痛，背中の痛み，手の痺れ，貧血（平熱34.6度），低血圧（86-48Hg/mm），更年期障害，慢性疲労感などである．

2）視　診

①顔貌診査

口角は右上がりで，左目がやや上位．下顎角が張っている（**図1，2**）．

②口腔内写真

2̲1̲|1̲2̲4̲，5̲6̲7̲はインプラントで，前歯部は骨移植の手術をしたそうである．マージンレベルが不揃いで審美的にはよくない．全体的に歯肉の炎症がある（**図3〜7**）．

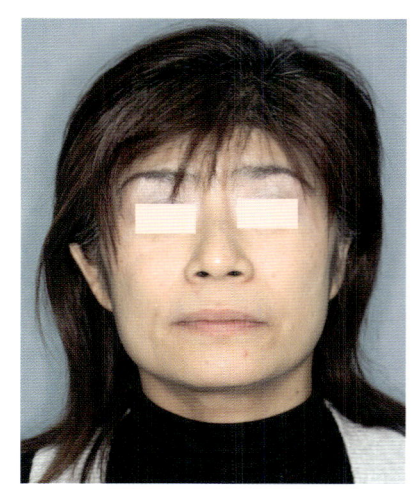

図1　正　貌

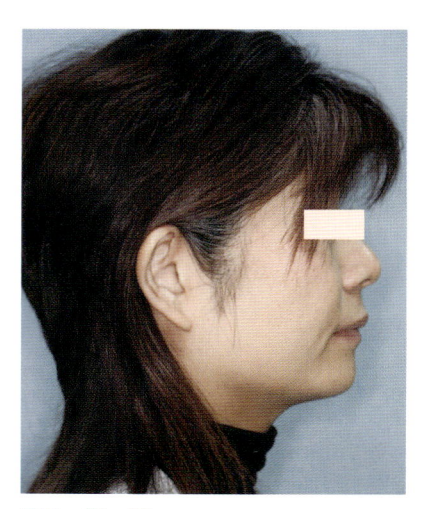

図2　側　貌

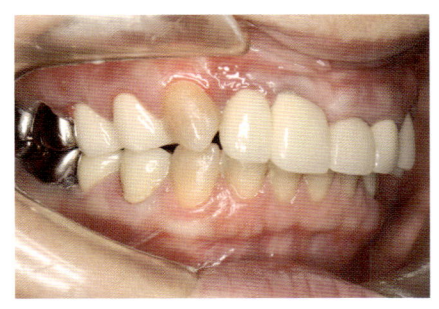

図3　右側面観 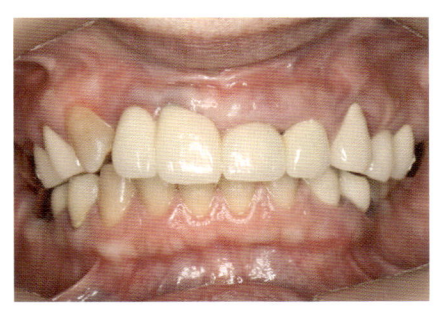　　　　　　　図4　正面観 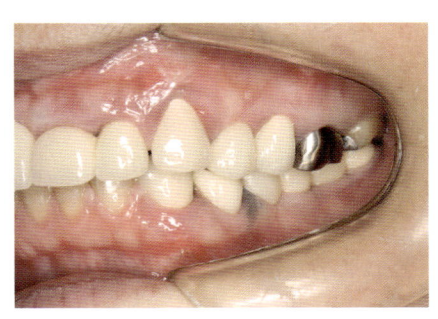　　　　　　　　図5　左側面観

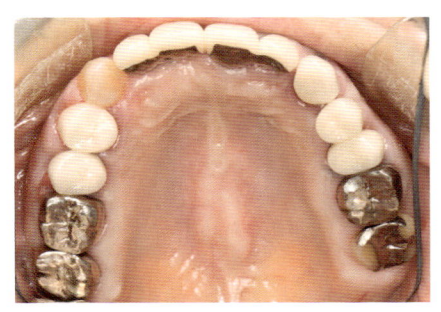

図6　上顎面観 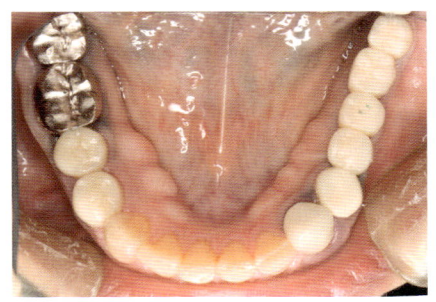　　　　　　　図7　下顎面観

3）触　診
　耳穴触診で，右側顎関節に閉口時終末にクリックがある（ターミナルクリック）．

4）スタディモデル診査
　咬合平面の不正が疑われ（図8），口腔内チェックでも咬合状態は不安定であり「どこで噛んだらよいのかわからない」とのことだった．7|，|7 は咬合していない（図10）．

　口蓋正中縫合は右に流れ，切歯乳頭は，骨移植手術の影響のためか定かでない（図6，11）．
　前歯部正中は頭蓋正中と一致しない（矢印部分が頭蓋正中である）（図9）．左側臼歯部はインプラント補綴してある（図7，12）．
　咬合平面の診断では基準平面より |6 がかなり挺出しているのがわかる（図13，14）．これは，次のオルソパントモでも明らかである．

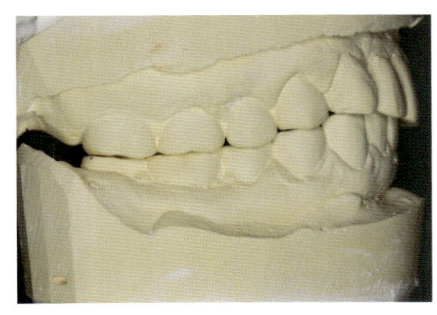

図8　右側面観 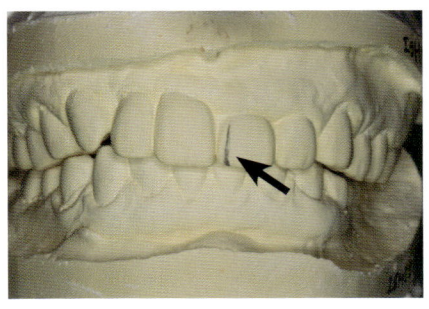　　　　　　　図9　正中面観．頭蓋正中と 1|1 の正中　　　図10　左側面観
　　　　　　　　　　　　　　　　　は不一致

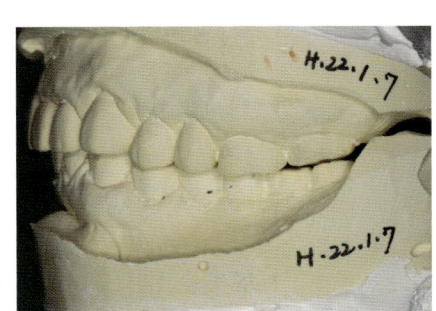

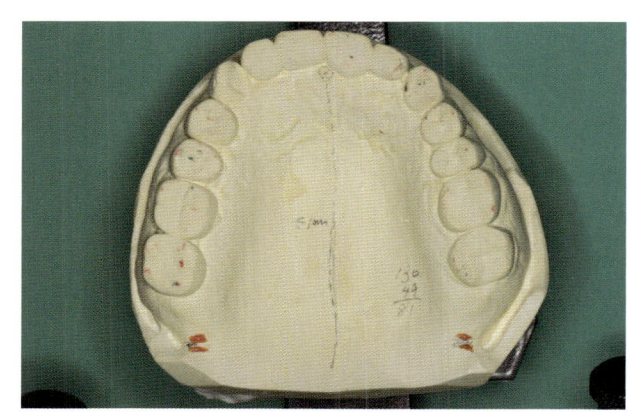

図11 上顎面観．正中縫合は右側に曲がり，切歯乳頭は見当たらない

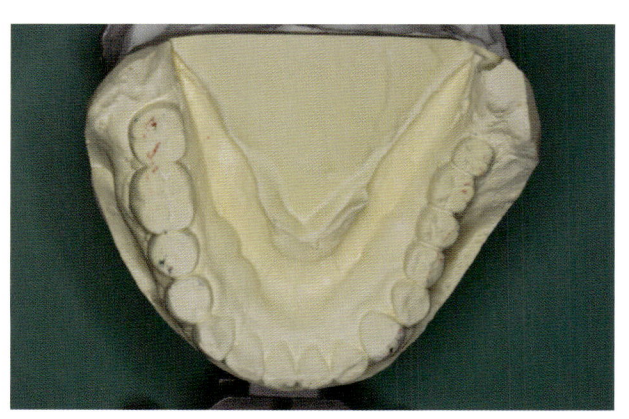

図12 下顎面観．左下567はインプラント，咬合面は小臼歯大である

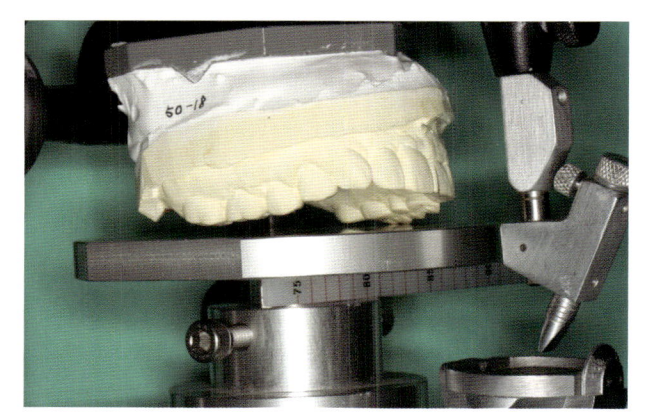

図13 咬合平面の診査

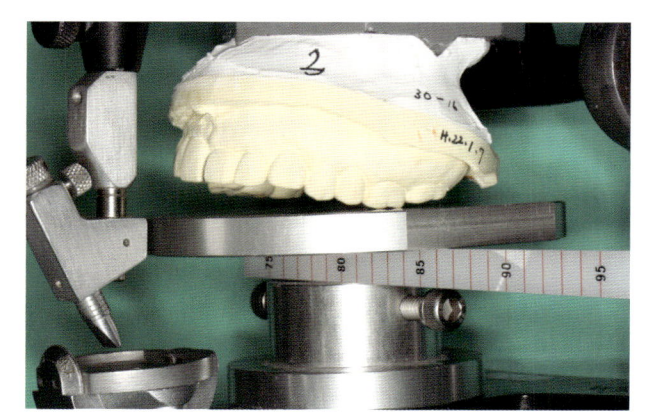

図14 6の著しい挺出

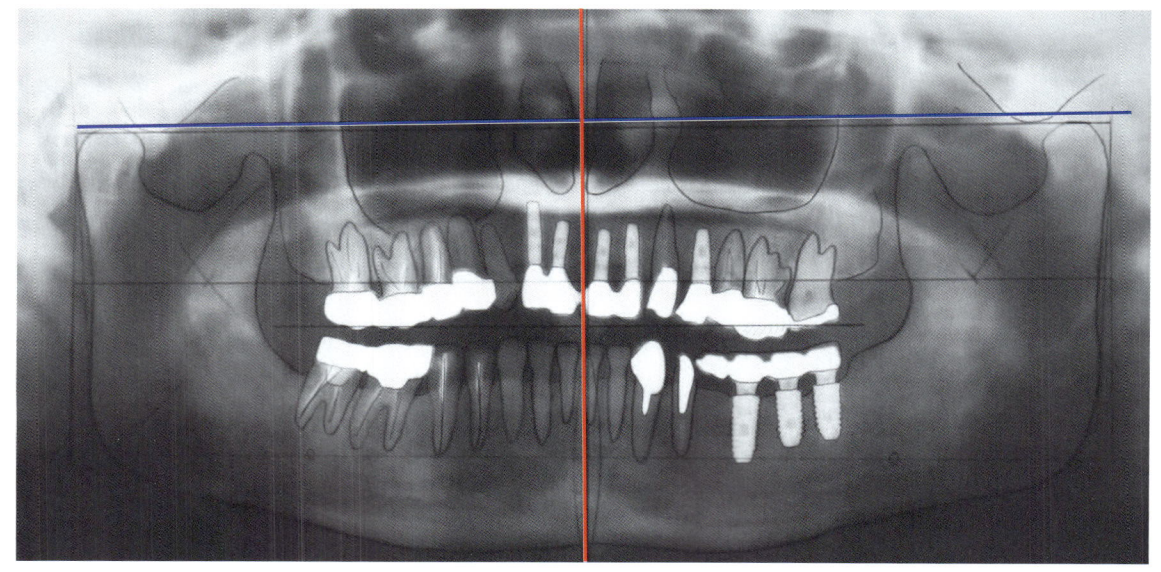

図15 オルソパントモ．咬合平面が不揃いである

5）オルソパントモ診査

　スタディモデルでもわかるように，上顎の咬合平面が波打っており，特に左上第一大臼歯が挺出しているのがわかる．左下のインプラント埋入状態は良好と見てよい．下顎骨体は左右対称で，骨幅，下顎角部の発育は十分すぎるほどである（**図15**）．

6）頭部X線規格写真診査

　正貌セファロからは右側の側頭骨が左側に比べて上方にあり，下顎が右奥に押し込まれている感じがうかがえる（図16）．側貌セファロでは咬合平面はフラットで，ローアングル・ディープバイトである（図17）．

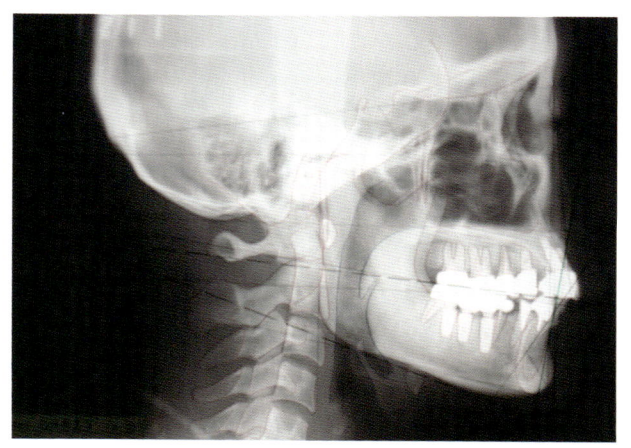

図17　側貌セファロ

2. 診　断

　左右咬合平面のアンバランス，上下歯の咬合不安定によるTMD（Temporo-mandibular disorder）．

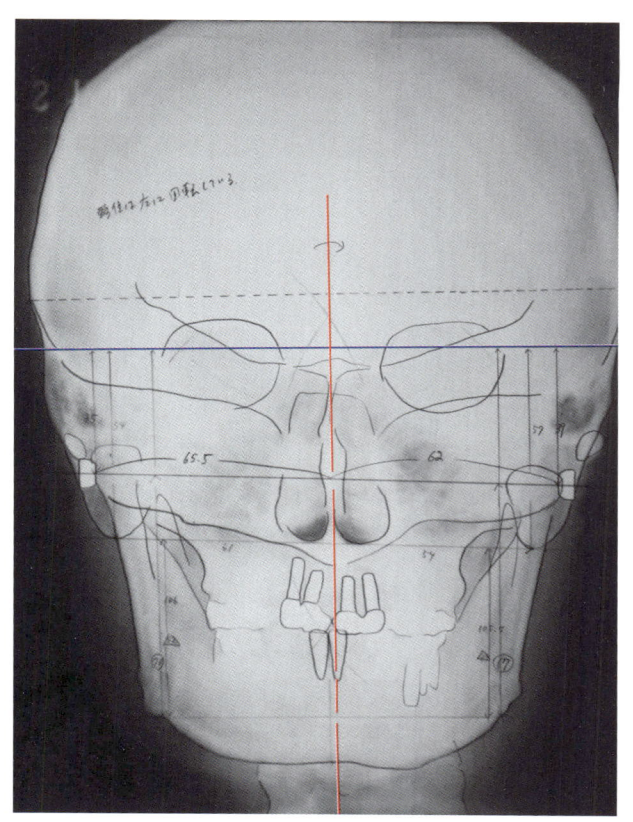

図16　正貌セファロ

3. MORAの作製・治療

　頭蓋正中に下顎を誘導し，耳穴触診でクリックのない前方位で咬合採得し，MORAを作製する（図18〜20）．

　下顎はわずかに左側前方に位置し，咬合は挙上されている．インプラント4前歯正中と下顎の正中は一致しない（図21）．

　2週間後，|4567を基準の咬合平面に合わせて削合し（図22aの斜線部分），対合のMORAにレジンを添加した．

　1カ月の使用の後，めまいもほとんど消失したので，右上と左下にオクルーザル・レジンスプリントを作製した（図22a，b，23a，b）．

　オクルーザル・レジンスプリントの口腔内装着を示す（図24〜28）．

　初診時のポケット測定では，5|が10mmと深く，咬合痛もあったため歯根破折の疑いにより試験剥離

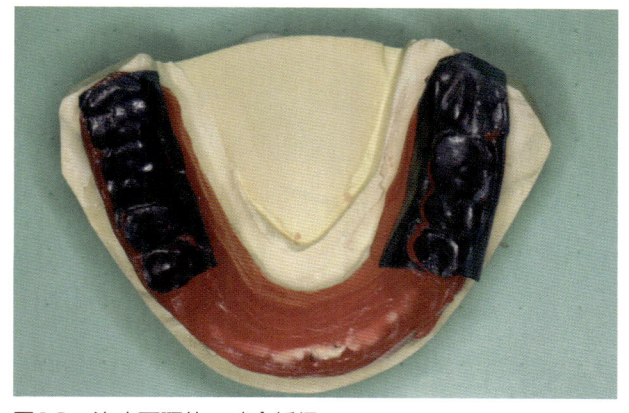

図18　治療下顎位の咬合採得

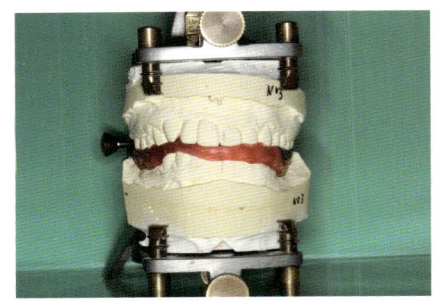

図19 咬合器に付着し，MORAを作製 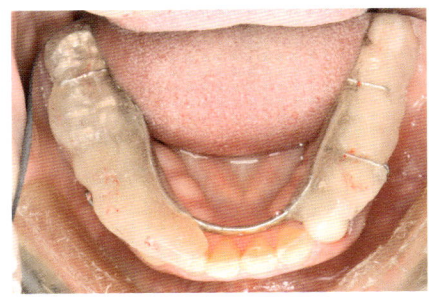
図20 MORA口腔内装着 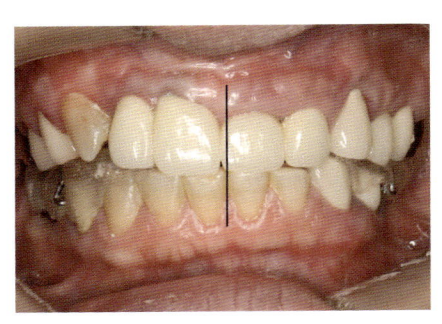
図21 MORA装着正面観

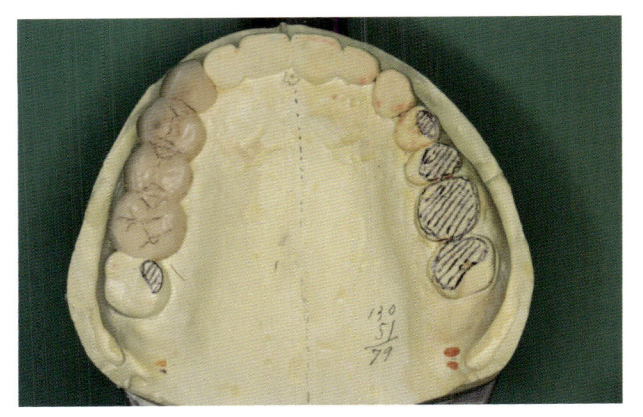

図22a 上顎面観．斜線部分は削合されている 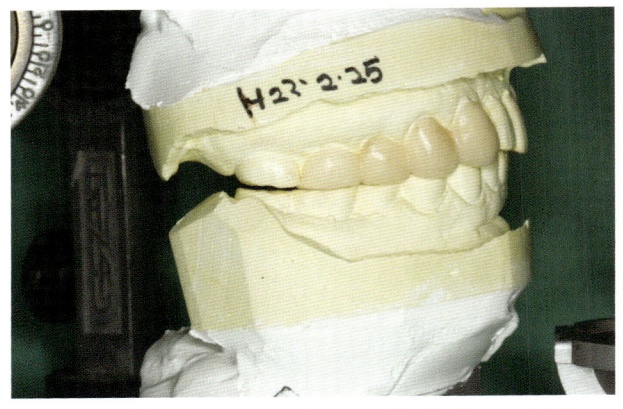
図22b 右側面観（オクルーザル・レジンスプリント作製）

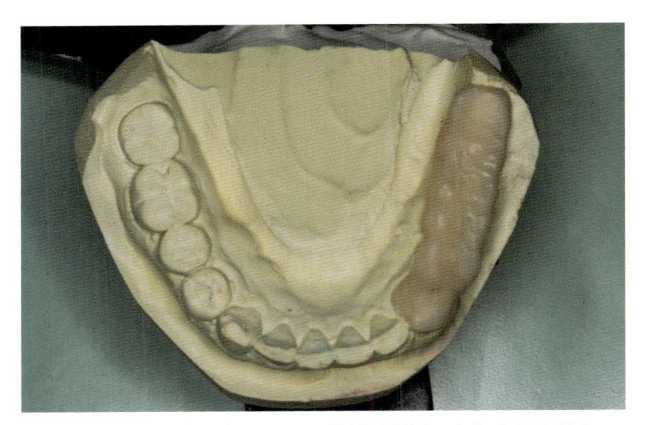

図23a 下顎面観．|4567の削合部分に咬合するように，|34567にオクルーザル・レジンスプリントを作製
図23b 左側面観（オクルーザル・レジンスプリント作製）．|4567は削合されている 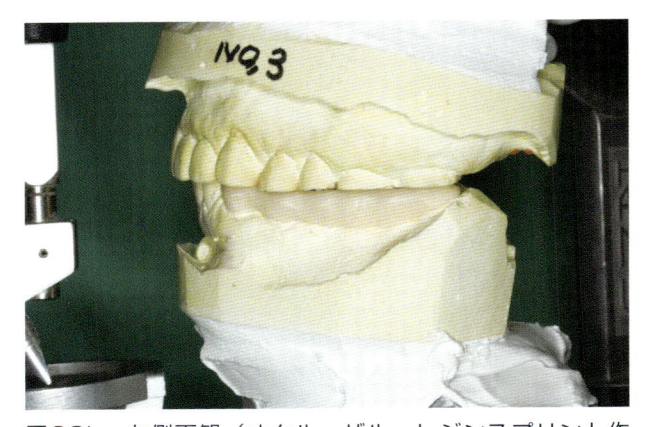

して調べたところ，歯根中央に縦の亀裂が根尖まで拡大していたため抜歯した．

咬合不全と過度のストレスによる睡眠中のブラキシズムの結果と思われる（**図29**）．

その後，歯周治療と歯内療法を経て咬合状態も安定し不定愁訴も消失したので，最終補綴に入った（**図30～34**）．

術前に比べ，咬合高径は挙上されている．右側方運動では下顎を後方に引く傾向があるため，思い切って下顎正中をもっと左に誘導し，右側を挙上すべきであった．前医の治療で前歯部は骨移植後，4本インプラントが埋入されている．埋入位置の関係で歯頸部のラインが不揃いで審美性に欠けるが，今回の治療はここまでとした．しかし，対合歯との間のオーバージェットが大きいためアンテリア・ガイダンスがなく，今後の治療に期待するところである．

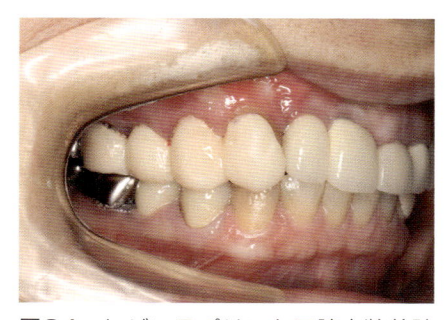

図24　レジンスプリント口腔内装着時右側面観

図25　同，正面観

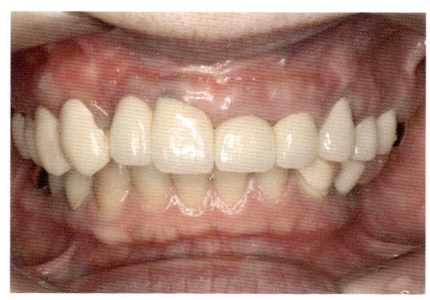

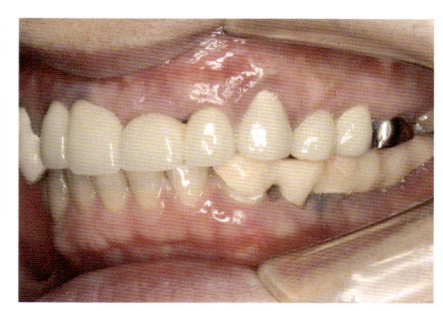

図26　同，左側面観

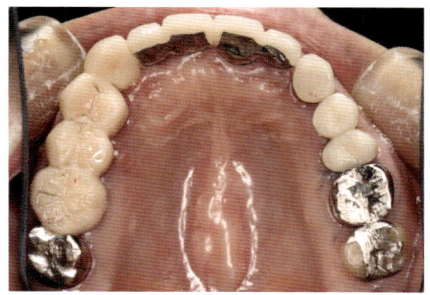

図27　同，上顎面観

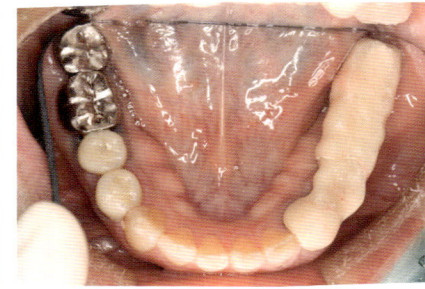

図28　同，下顎面観

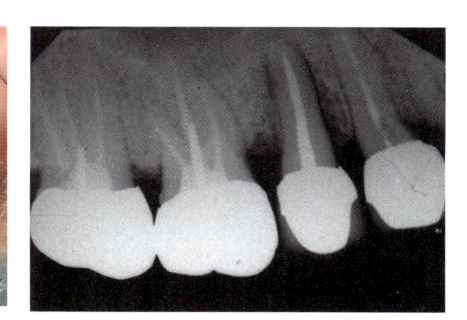

図29　X線写真

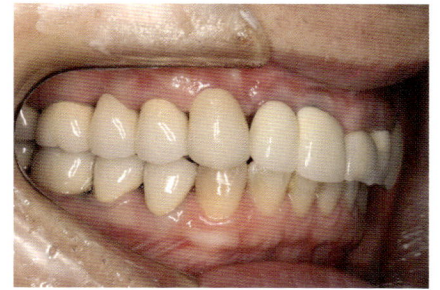

図30　補綴後の右側面観

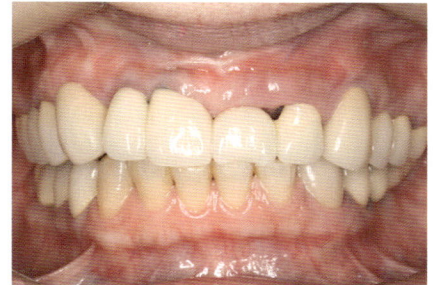

図31　同，正面観

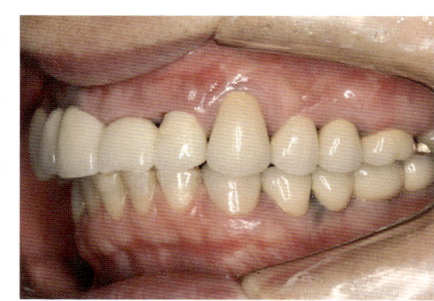

図32　同，左側面観

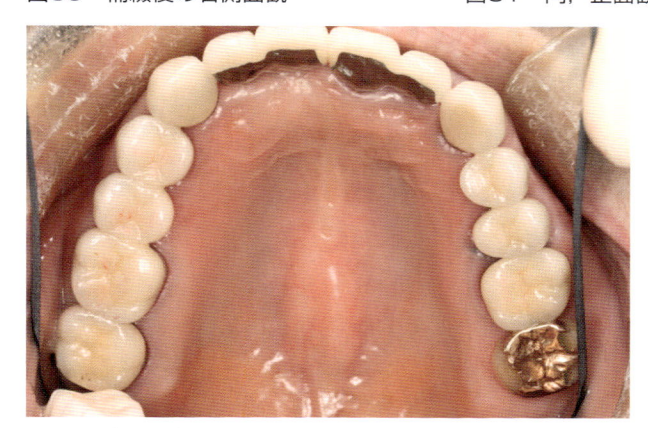

図33　上顎面観

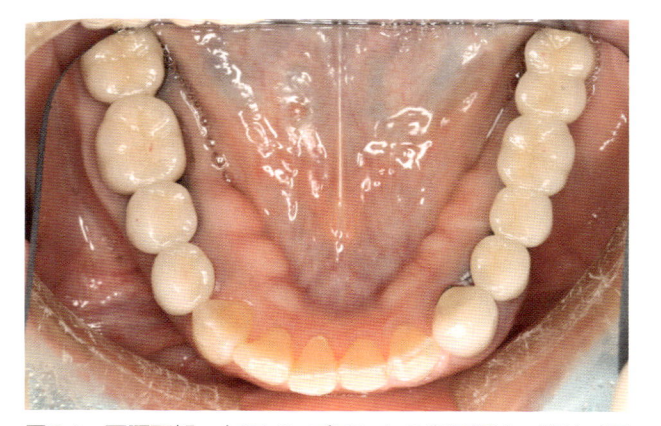

図34　下顎面観．左下インプラントの歯冠幅は，術前（図7）に比べて，天然歯に近い

症例のポイント

- この症例では，咬合平面の不正と不安定な咬合状態に，精神的・肉体的ストレスが大きく加わり，中等度顎関節症からボーダーラインを大幅に超えて重度顎関節症の異常範囲に出てしまったものと思われる．
- 歯列不正が即，顎関節症に移行するわけではなく，下顎位の不正があくまで原因であり，そこにストレス（個人によって差がある）が誘因となって発症すると考えられる．

症例 3

- **主　訴**：左顎が痛い．
- **患　者**：男性，71歳
- **初　診**：平成22年4月
- **治療歴**：2カ月前から左側の顎が痛く，耳が悪いと思い耳鼻科を受診したところ「顎が悪いのでは？」といわれ，当院に来院した．

    処置としては，咬合高径喪失が疑われたので4567，765|4567部位の局部義歯を裏装したところ，症状は軽減した（図1）．

    3カ月後，鉤歯である4|が歯根破折を起こしたため抜歯し，増歯修理とした（図2矢印部分）．その後，左側の顎の痛みが再発したため，顎関節症の治療に入った．

1. 顎関節症の診査

1）視　診

口腔内診査

平成元年から継続して受診している症例で，臼歯部が欠損ということもあり，年々特に左側の咬合高径が失われていったものと思われる．前歯部は過蓋咬合で（図3），上顎前歯舌側面の摩耗が著しい（図4，図5矢印部分）．

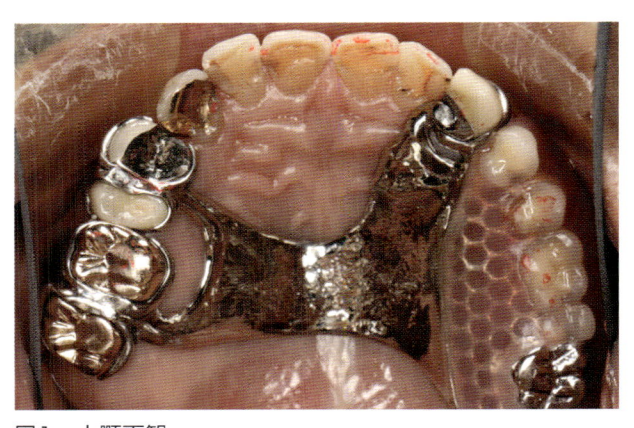

図1　上顎面観

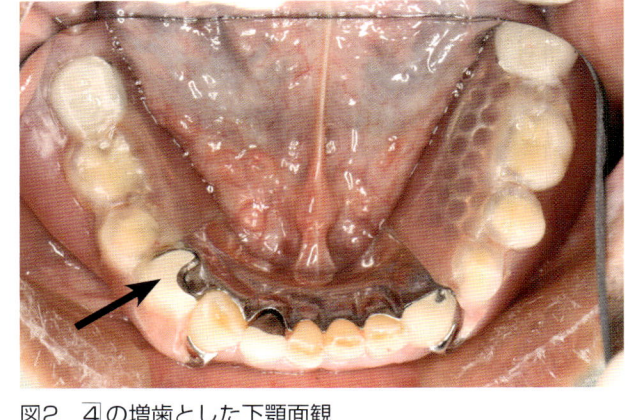

図2　4|の増歯とした下顎面観

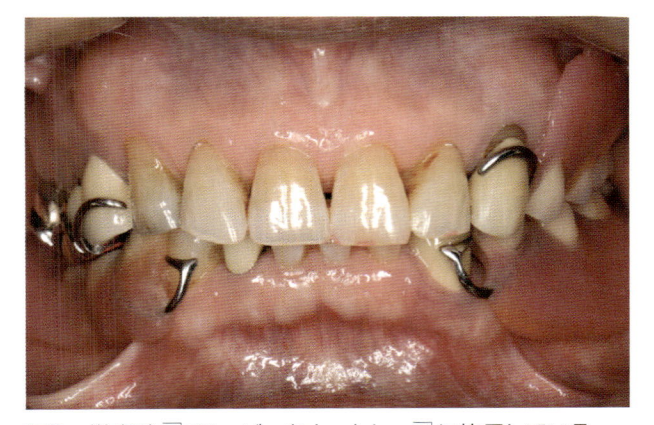

図3　増歯時4|のL.バーをカットし，3|に使用している

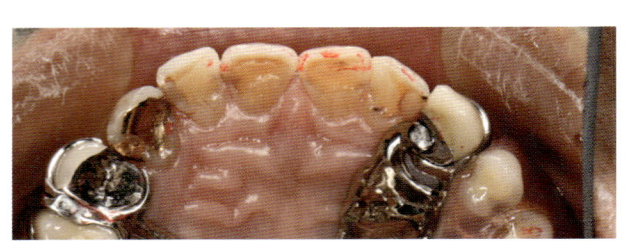

図4　前歯舌面の摩耗が著しい

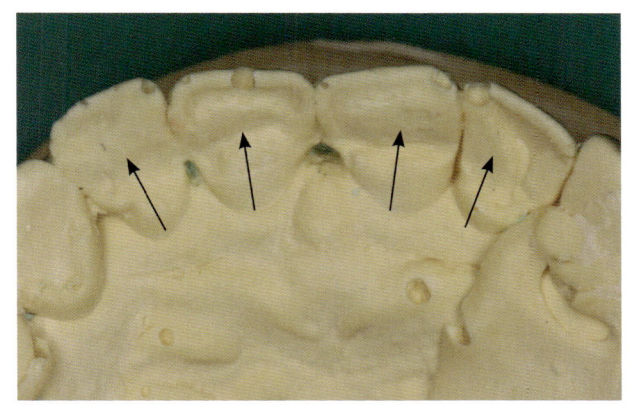

図5　舌側面の摩耗が著しい

2）触　診

耳穴触診では左側に閉口時終末に圧迫を感じ，咬筋付着部にも圧痛を感じた．

2.　診　断

左側咬合高径喪失による中等度顎関節症．

3.　治　療

1）下顎義歯装着のスタディモデル上で，エルコプレスにより厚さ1mmのハードスプリントを作製し，下顎義歯に接着させる（図6, 7）．
2）口腔内に装着し，耳穴触診しながら痛みのない快適な下顎位を探し，レジン添加する（図8, 9）．
3）左側は上下ともに遊離端義歯の状態なので，右側に比べて咀嚼時の義歯の沈み込みが大きいため，考慮しながら粘膜面の調整とレジン添加を繰り返す．下顎位を安定させるために，就寝時も上下義歯は装着させる．
4）症状もなく下顎位も安定したところで最終補綴に入るが，現状の咬合関係では臼歯部を挙上すると前歯部が咬合しないので，前歯部の修復を考えねばならない．

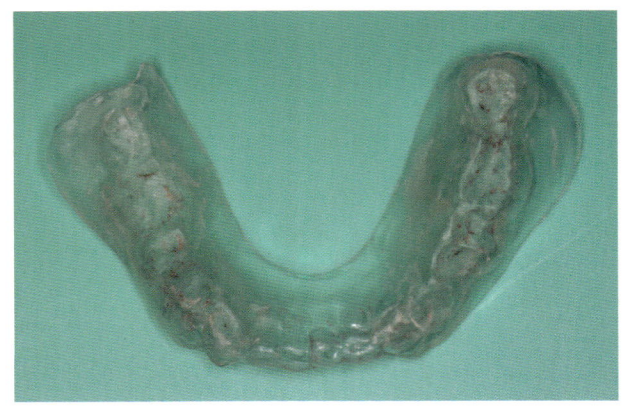

図6　1mmのハードスプリントを作製

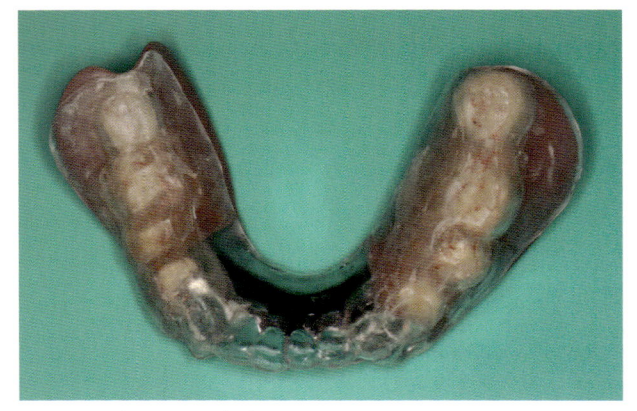

図7　スプリントを義歯に接着させる

5）上下前歯部を比較すると，上顎前歯舌側面の摩耗が著しいため，この部を修復する．
6）下顎前歯部を覆うスプリント部分を切り取り（図10），上顎中切歯，側切歯舌側面をコンポジットレジンで盛り上げ（図11），自由に前方側方運動できるように舌面形成をする．

上顎犬歯には修復物が入っているので，下顎犬歯切端を金属床に付与したメタルスプリントで挙上する．
7）通法に従い，アルターキャスト法により下顎局部義歯を作製する（図12，13）．
8）口腔内装着（図14，15）．

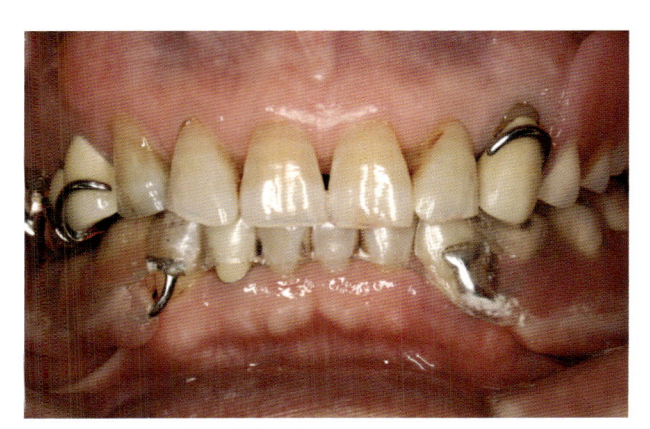

図8 口腔内装着．咬合挙上されている

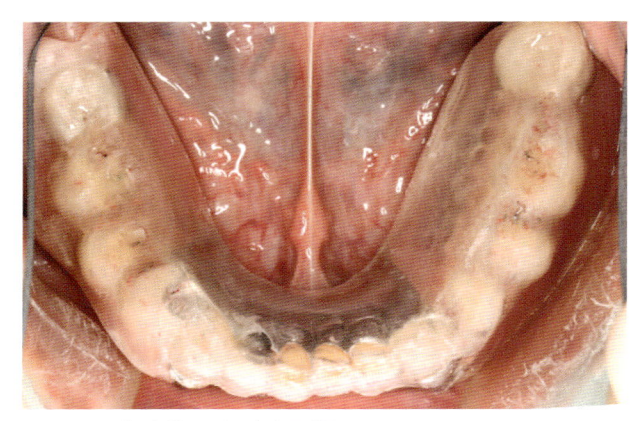

図9 レジン添加した咬合面観

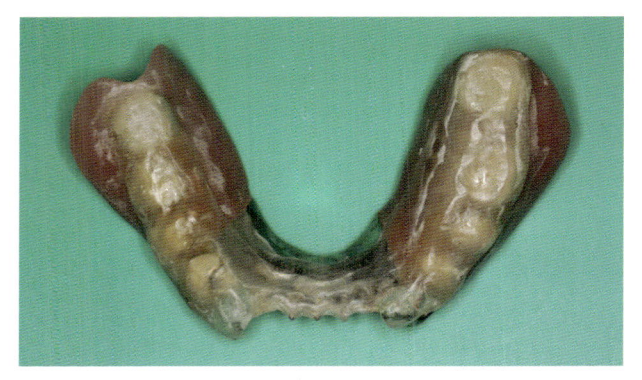

図10 前歯部のハードスプリントをカットする

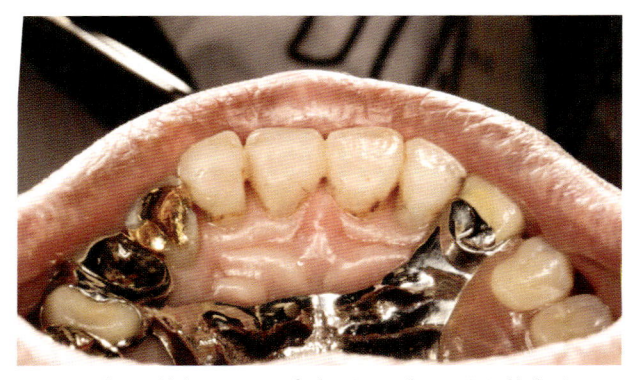

図11 上顎舌側面をコンポジットレジンにより修復する

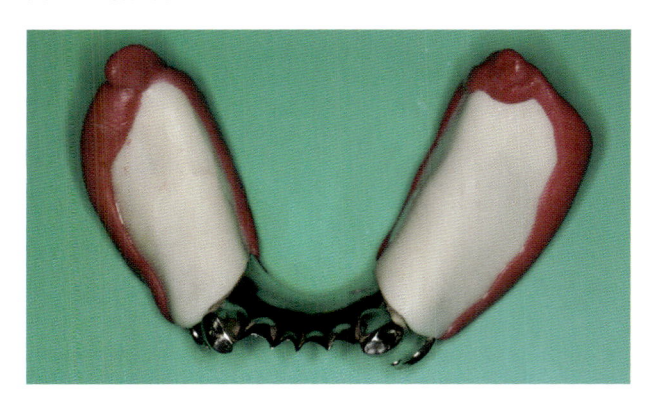

図12 アルターキャスト法による辺縁筋形成

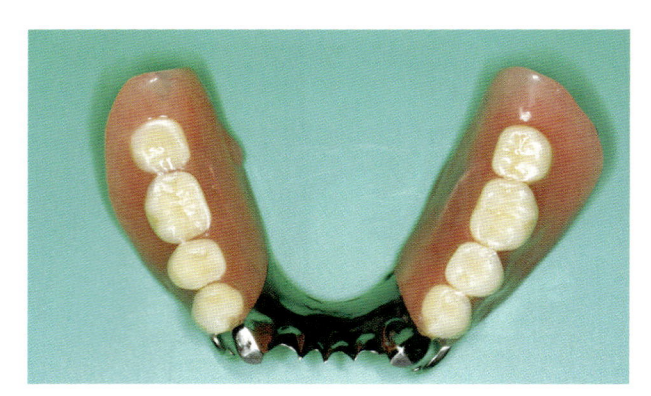

図13 完成義歯

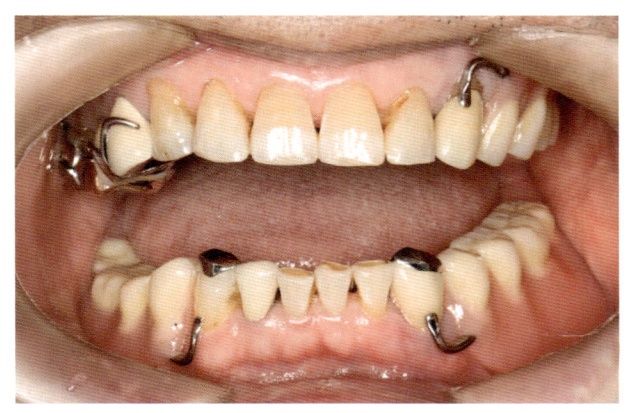

図14 犬歯切端はメタルスプリントで覆われている

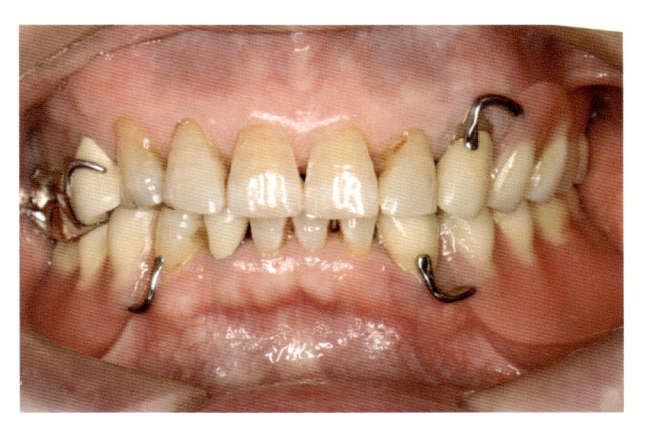

図15 咬合挙上された最終顎位

4. 経過

粘膜面の調整と右側の頰を噛む程度で，左側の顎の痛みは消失した．

症例のポイント

・両側遊離端の局部義歯の咬合低位による顎関節症では，裏装または義歯の咬合面挙上だけでは欠損部粘膜に負担がかかりすぎるため無理である．
・正しい下顎位を設定し，残存歯の挙上を含めた義歯の挙上を行うべきである．
・挙上する残存歯数が多い場合，オクルーザル・メタルスプリントも有効な治療手段である．

3 インプラントを前提とした治験例

症例 1

- **主　訴**：右側が痛く，左側でもよく物が噛めない．
- **患　者**：男性，67歳
- **初　診**：平成21年11月
- **治療歴**：他医院で治療したブリッジが1年ぐらいで取れてしまい，また，1週間前に脱離した．前医に手前の歯の根が割れているといわれ，不安を感じて当院を訪れた．

    また，下顎左側臼歯部に埋入されているインプラントも最初から具合が悪いとのことであった．

- **主訴の治療**：オルソパントモ（図1）およびデンタルX線写真（図2）では，右側上顎第二小臼歯が歯根破折しているため，ブリッジ切断後，抜歯した．

    左下のインプラントは2年前に入れたそうだが，上部構造は破折しており（図3赤矢印部分），オッセオインテグレーションもしておらず，動揺もあるため物が噛めないということなので，状況を説明し了承を得た後，撤去した（図3〜5）．

    下顎骨の状態から咬合力の強さがうかがえる．3歯欠損に対して，インプラントの埋入位置，本数，上部構造の設計に無理があったように思える．

    治療計画立案のため各種診査を行った．

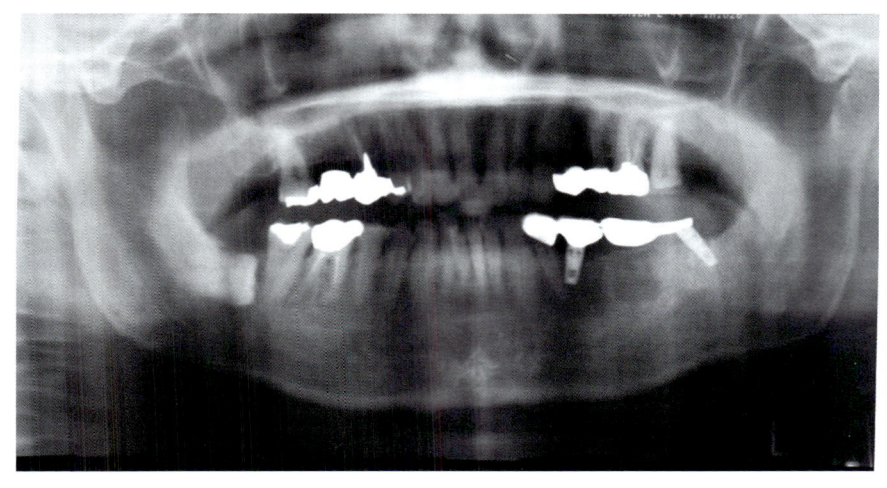

図1　オルソパントモ

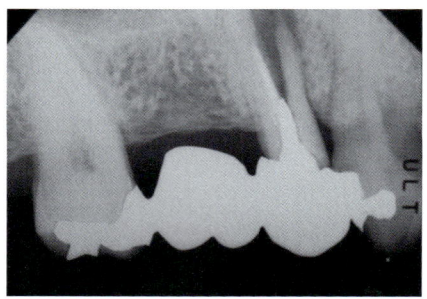

図2　右上第二小臼歯のX線写真

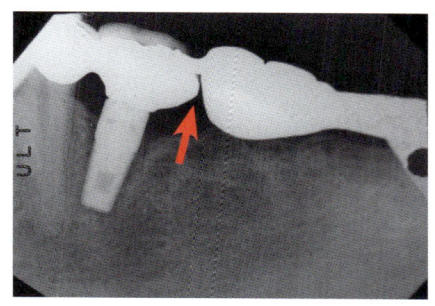

図3 左下インプラントのX線写真．上部構造の破折がある

図4 左下インプラントのX線写真

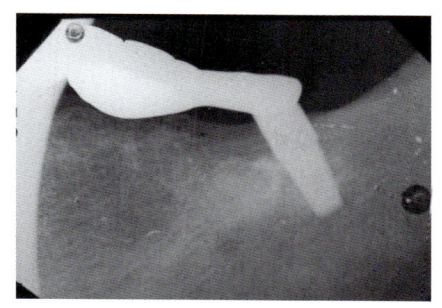

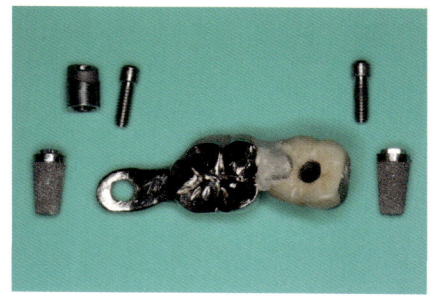

図5 撤去したインプラント

1. 顎関節症の診査

1）視　診

①顔貌診査

抜歯，インプラント撤去後の顔貌である．

正貌では下唇，オトガイともにやや左に偏位しており，側貌では下顎後退位を感じさせる（図6, 7）．

②口腔内診査（図8〜12）

前歯部は被蓋が深く（図9），咬合高径の低さを物語っている．上顎左側の犬歯，第一小臼歯の歯冠長の差は著しい（図10矢印部分）．

図6　正　貌

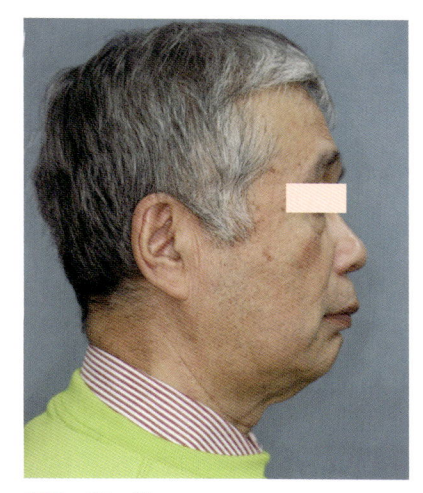

図7　側　貌

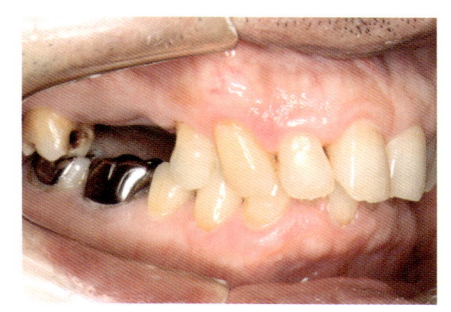

図8　右側面観

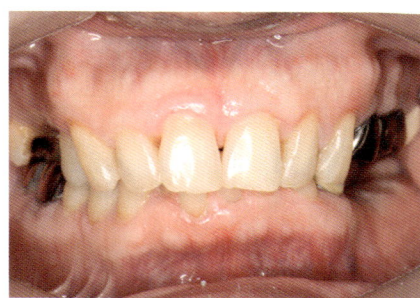

図9　正面観．前歯被蓋が浅い

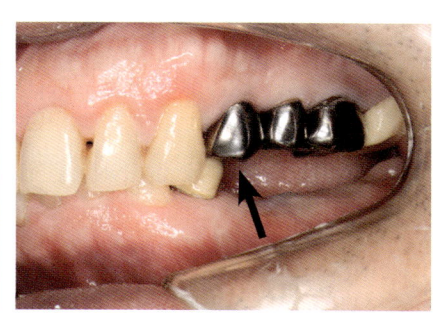

図10　右側面観．|34の歯冠長の差が大きい

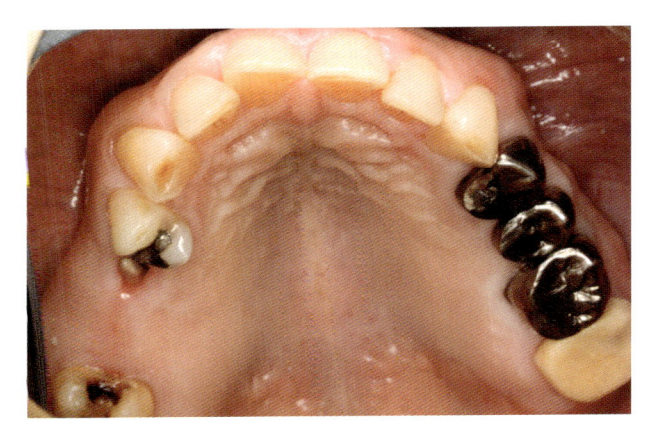

図11 上顎面観

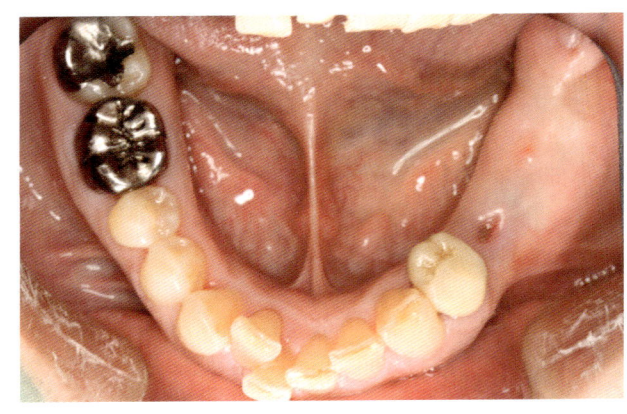

図12 下顎面観．左下欠損部の骨量は十分である

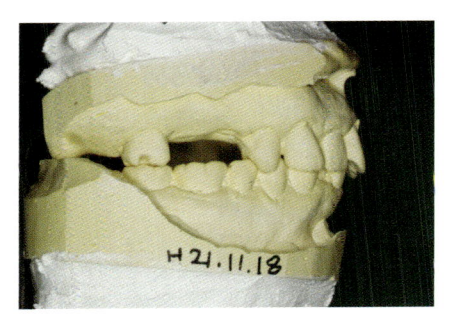

図13 右側面観

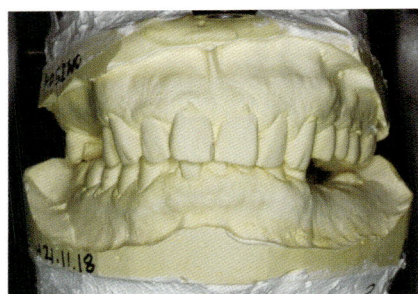

図14 正面観

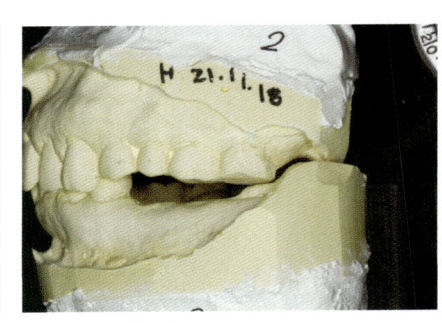

図15 左側面観

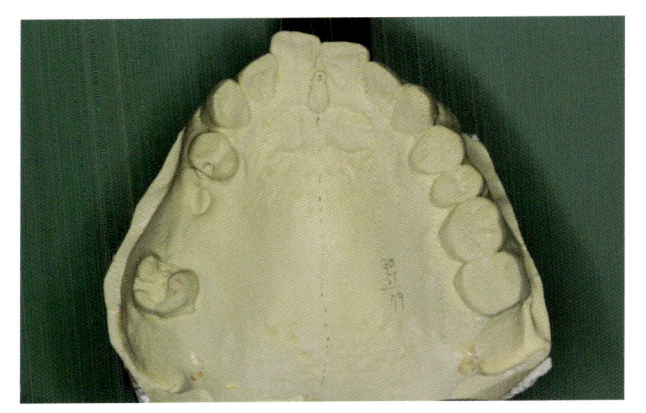

図16 上顎面観．歯列弓はV字型である

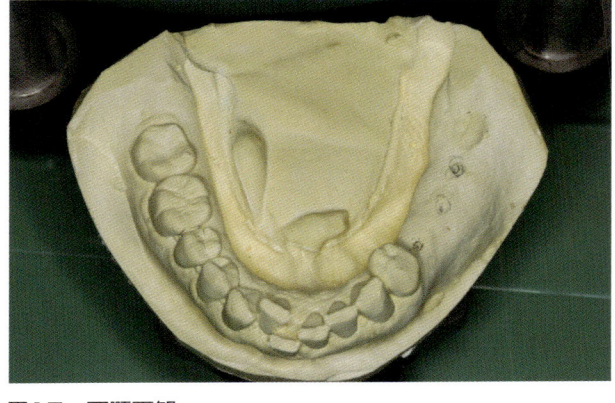

図17 下顎面観

2）スタディモデル診査（図13〜17）

　右側に比べて左側の咬合高径不足がうかがえる（図15）．左下歯槽骨はインプラント埋入に十分な骨量がある（図17）．

2．診　断

　耳穴触診および模型診断から「下顎後退位による左側軽度顎関節症」と診断．

　左下の欠損部は再度インプラントを希望され，右上の欠損部は義歯でよいということになった．

3. MORAの作製・治療

耳穴触診により，正しい下顎位に誘導し，MORAを作製した（**図18**）．

保持装置に右側はトライアングルクラスプを，左側はボールクラスプを使用し，欠損部には人工歯を排列した（**図19**）．

下顎左側の欠損部は，上顎の咬合平面を想定して排列してある（**図20～22**）．

下顎を右前方に誘導し，左側の咬合高径を挙上した分，咬合器上ではインサイザルピンは挙上され（**図23**），咬合器のコンダイルは後上方に移動している（下顎頭は右下前方に下りたことになる）（**図24**）．

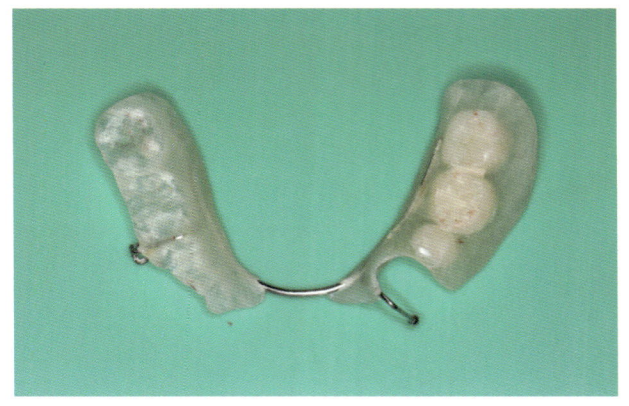

図18　完成したMORA

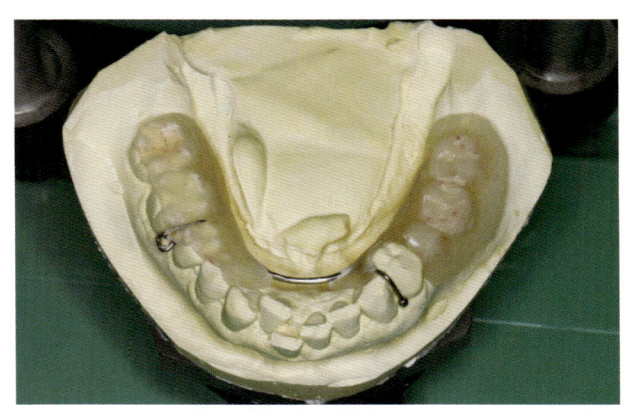

図19　咬合器の模型上に装着

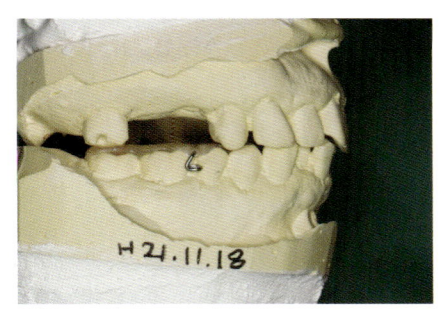

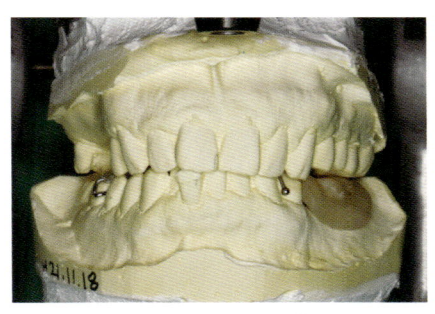

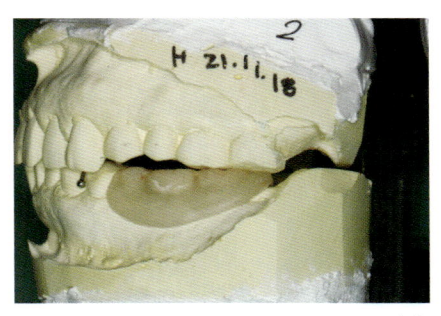

図20　右側はMORAによりわずかに挙上される

図21　図14と比べて，咬合挙上されているのがわかる

図22　MORAによる下顎の正しい咬合平面（図15と比較）

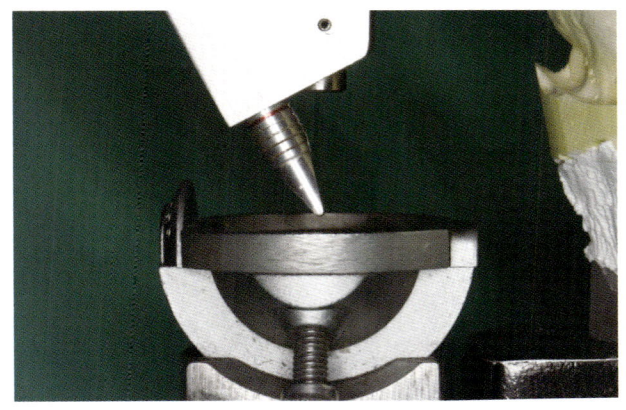

図23　中心咬合位から正しい下顎位に誘導した分，インサイザルピンは挙上されている

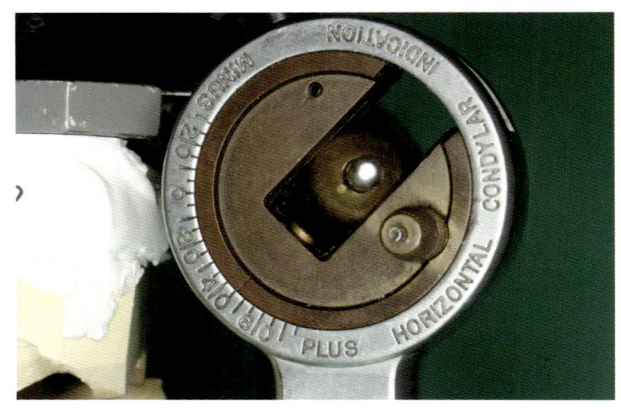

図24　コンダイルの移動分だけ下顎は右側前方に誘導され，左側の咬合高径が挙上されている

下顎位が安定したところで，左下臼歯部にインプラントを埋入し（図25），上部構造を作製した（図26）．左上臼歯部は咬合平面が揃い（図27），下顎は右前方位に誘導され，咬合高径が挙上されているのが前歯部のオーバーバイトの改善で見てとれる（図28，29）．

図25 インプラント埋入後

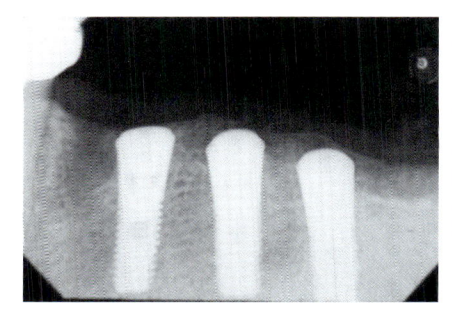

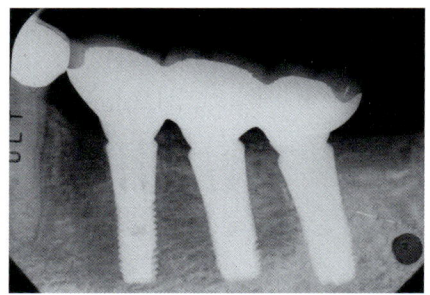

図26 上部構造を装着

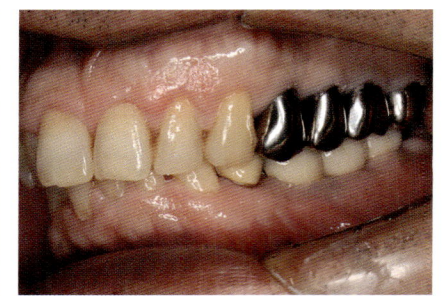

図27 上顎の咬合平面は揃っている

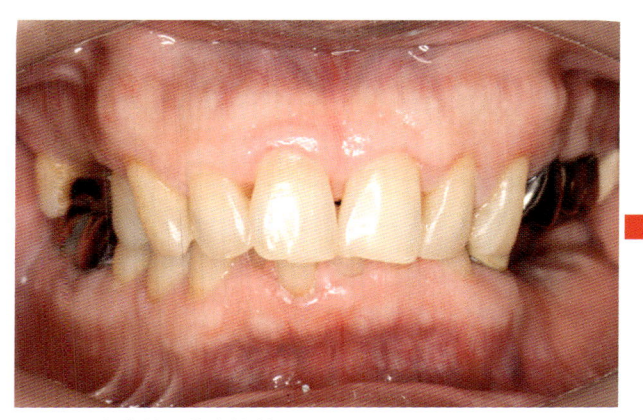

図28 治療前の前歯被蓋

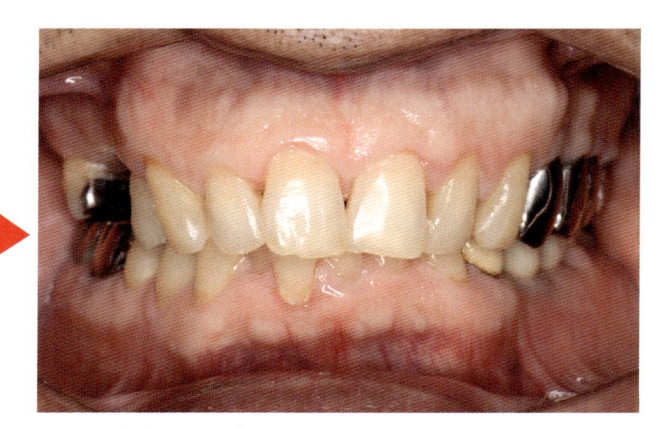

図29 治療後の咬合挙上された状態

症例のポイント

・過蓋咬合による下顎後退位では，軽度顎関節症でもストレスの如何により悪化する可能性があるので，注意が必要である．
・咬合挙上する場合，粘膜負担の遊離端義歯では限界がある．

症例 2

- **主　訴**：右下の歯肉と右上頬にかけて強い痛みがあり，頭痛がひどい．
- **患　者**：女性，55歳
- **初　診**：平成16年10月
- **治療歴**：オルソパントモ（図1），デンタルX線写真（図2）では，右上の歯には異常は見られない．右下の第二大臼歯遠心根に病巣を認めるが（図3），外見上患者の訴えほどの痛みは考えられないため，右側頬部，頭部原因不明痛として歯科口腔外科を紹介した．

　　　　　歯科口腔外科では右下第二大臼歯遠心根の病巣由来と診断し，抜歯した．5日後の来院時にも強い頭痛と肩こり，右側頬骨の痛みを訴え，昨年まで登山をしたりして元気だったのに両方のかかとまで痛むとの訴えに，歯科口腔外科での再検査を受けるよう指導した．

　　　　　オルソパントモでは下顎頭と外耳道はかなり近接しており（図1），耳穴触診でも下顎頭の後方転位が認められたため，通法どおり挙上副子を作製，右下第一小臼歯は歯根破折のため床下残根とし，右下欠損部に局部義歯を作製して経過観察とした．

　　　　　その後，咬合調整，歯軋り装置の装着などを試みたが，右側頬部の痛み，肩こり，眼精疲労，体の右側全体の痛みなどの不定愁訴があり，初診から3年経った段階で全体を見直すことに同意を得た．

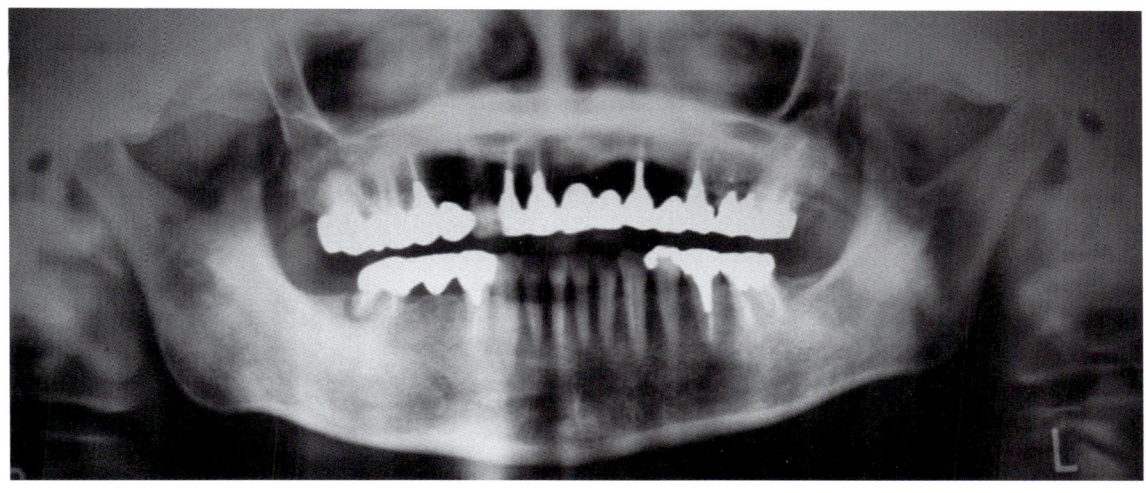

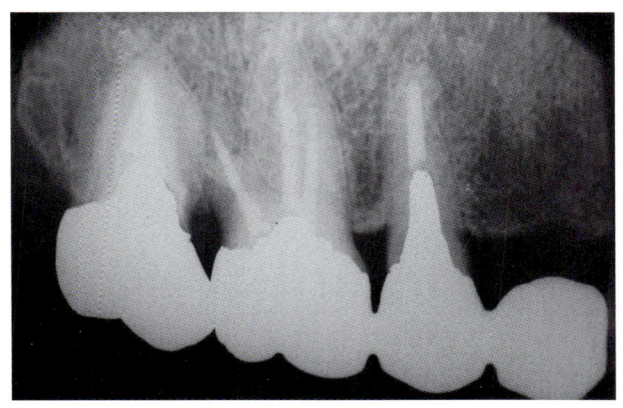

図1　オルソパントモ

図2　右上の歯には異常は見られない

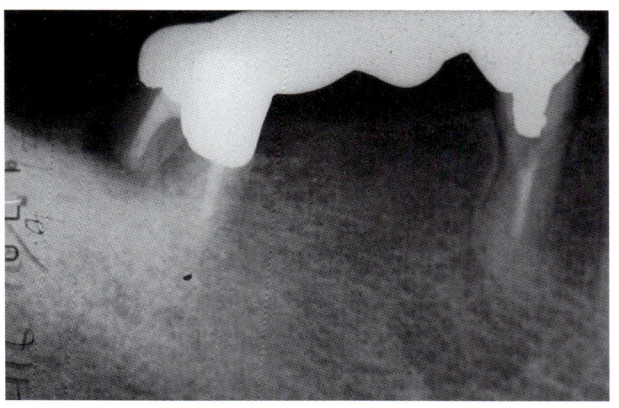

図3　右下の第二大臼歯遠心根に病巣が認められる

1. 顎関節症の診査

1）視　診
顔貌診査

正貌では右目が低位であり，頭位は右に回転している．不安気な表情がうかがえる（図4, 5）．

2）耳穴触診
閉口時終末に著しく下顎頭の後上方への圧迫を感知する．

3）オルソパントモ診査
初診時のオルソパントモをトレースしてみると，下顎は右側が高く，長さもやや長い．下顎頭と外耳道はかなり近接しており，関節空隙も見られない．下顎頭が後上方に押し込まれている感じがある（図6）．

上顎は⑥⑤4｜，②①|12③④⑤⑥⑦ブリッジで，咬合平面は不揃いである．

4）頭部X線規格写真診査
側貌セファロでは下顎下縁，上行枝のダブリが著明であり，下顎骨，側頭骨のずれが予想される（図7）．

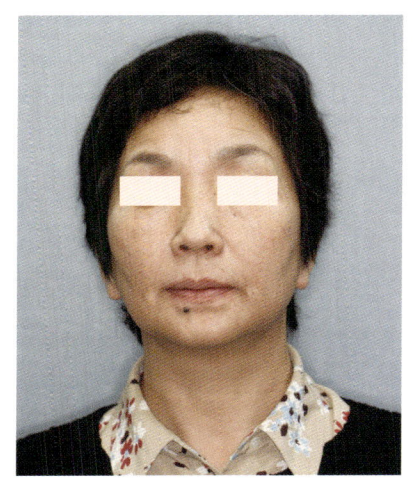

図4　正　貌

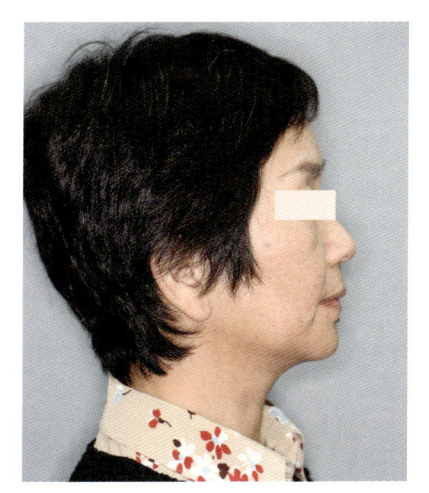

図5　側　貌

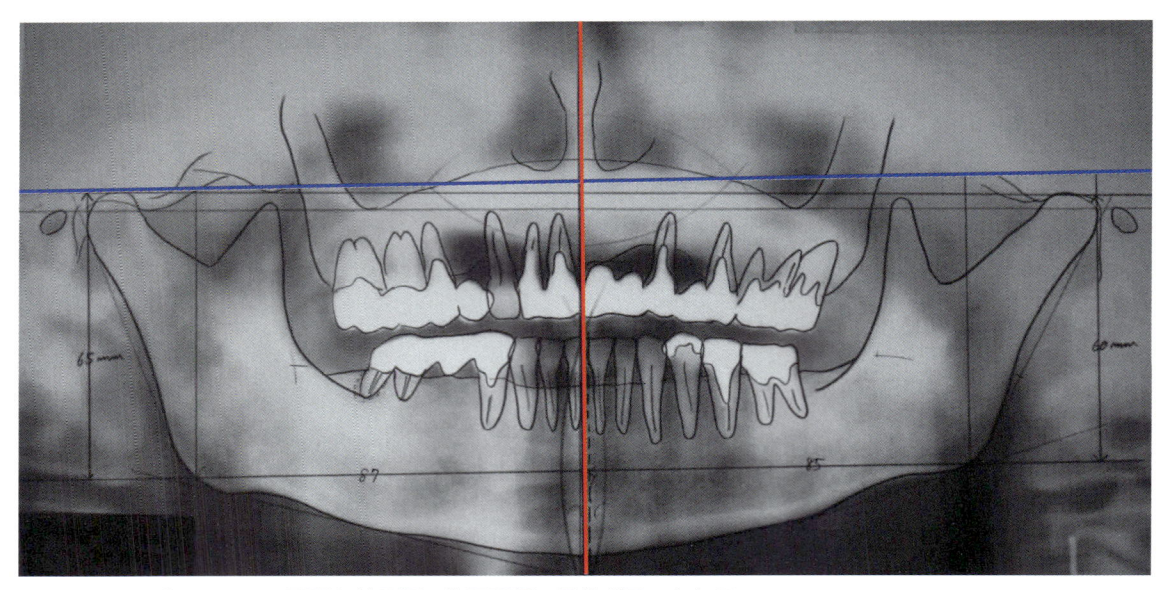

図6　オルソパントモ．下顎頭と外耳頭の位置関係に異常が見てとれる

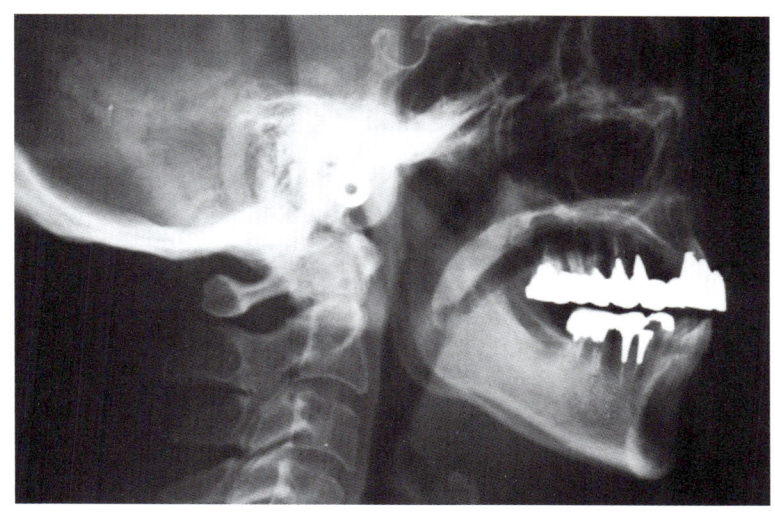

図7　側貌セファロ

2. 診　断

長期にわたる咬合低位により，全身にわたる不定愁訴を伴う重度顎関節症．

3. 治　療

正しい上顎の咬合平面を設定し，フラットな上下のスプリントを作製した．これにより咬合は挙上され，下顎運動は自由にできる（図8）．

上顎の第二大臼歯は咬合平面より長いため，スプリントに合わせて削合する（図9）．

1カ月後：噛み合わせが安定して，辛かった肩こりも軽減してきた．

2カ月後：肩こりはまだあるが，足の裏のこり，坐骨神経痛は改善され，顎の痛みも消失した．

3カ月後：スプリントを終了し義歯の咬合面修理と咬合調整したが，右側全体が痛み，足の裏まで痛いとの訴え．

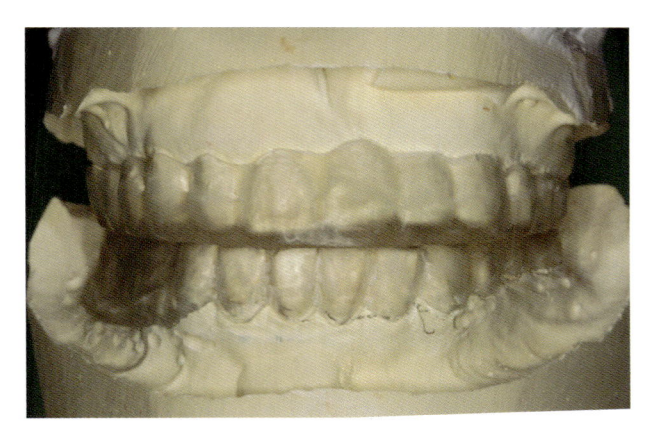

図8　上下スプリントを作製

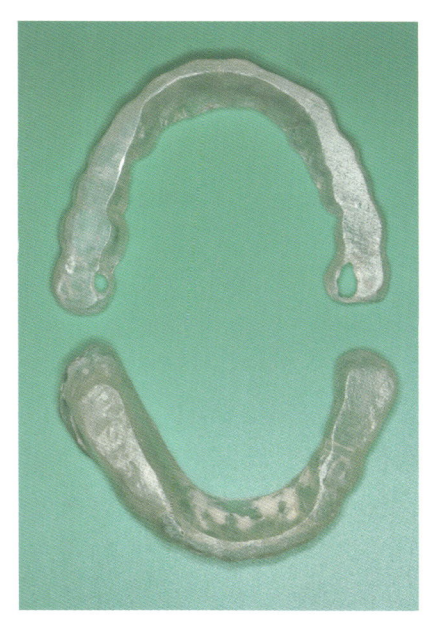

図9　咬合面のフラットなレジンスプリント

上顎は正しい咬合平面に合わせてレジン連続冠を作製し，下顎の欠損部は義歯では咬合を支えきれないのでインプラントを勧めたところ同意を得たので，フルマウスの治療を開始した．

　初診から約4年を経過して，平成20年8月に補綴処置が完成した．治療後のオルソパントモを示す（図10）．

　|12，765|にインプラントを埋入してある．床下残根だった|4|はクラウンとし，後方のインプラント上部構造と連結した．

　口腔内写真を示す（図11〜13）．

　ナイトガードを作製し使用するように指導したが，嵌めていると疲れるとのことで使用していない．1カ月後，以前の右側の痛みが再発，噛み合わせも落ち着かないということなので，シリコンポイントによる繊細な咬合調整を繰り返した．

　耳穴触診では，治療前よりは軽減したが依然として閉口時終末の下顎頭による後方圧迫を感じ，負の回転で終わる咬合高径不足を呈している．下顎を前方位にすると，耳穴触診では後方圧迫マイナスであり，開閉口もスムーズでスピードもあるため，不定愁訴改善のためにも下顎前方位での再治療の必要性を説明し，了承を得た．

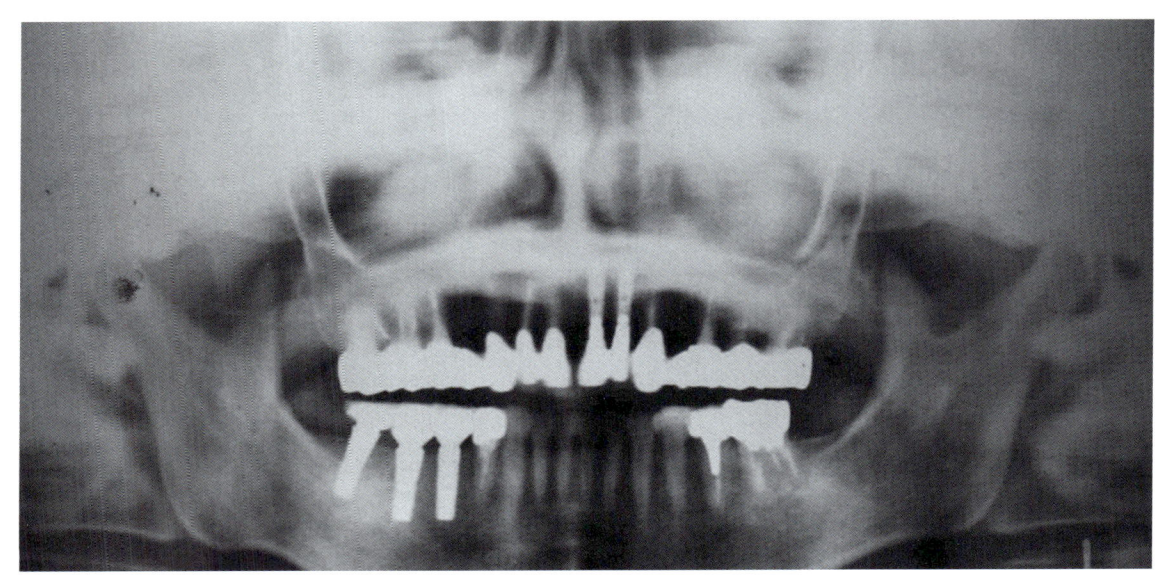

図10　オルソパントモ

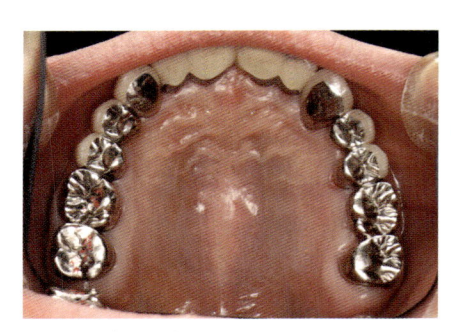

図11　上顎面観

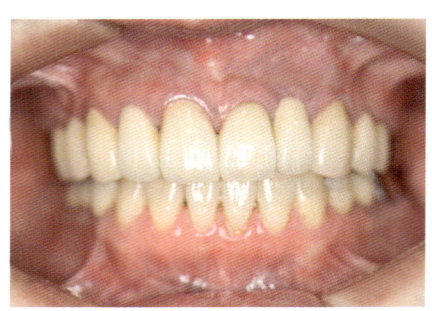

図12　正面観

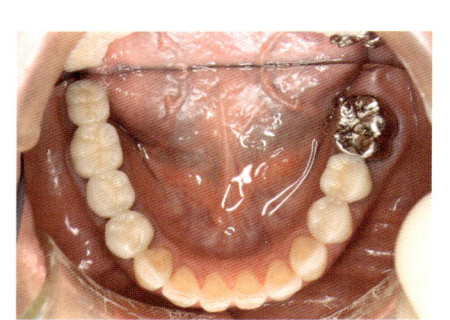

図13　下顎面観

4. 咬合再治療

治療後のオルソパントモ（図10）をトレースしてみると，頭蓋水平線（青）に対して右側下顎頭が上方にあり，下顎位を下前方に誘導して咬合挙上したはずであるが，依然として両下顎頭は外耳道に接近しているのがわかる（図14）．

スタディモデルを咬合器に付着（図15～17）し，耳穴触診により，下顎頭による後方圧迫を感じない下顎前方位でのチェックバイトを採得し（図18），咬合器の矢状顆路を設定する（図19, 20a, b）．臼歯部の空間に，オクルーザル・レジンスプリントを下顎に作製（図21, 22）し，口腔内に装着する（図23～26）．

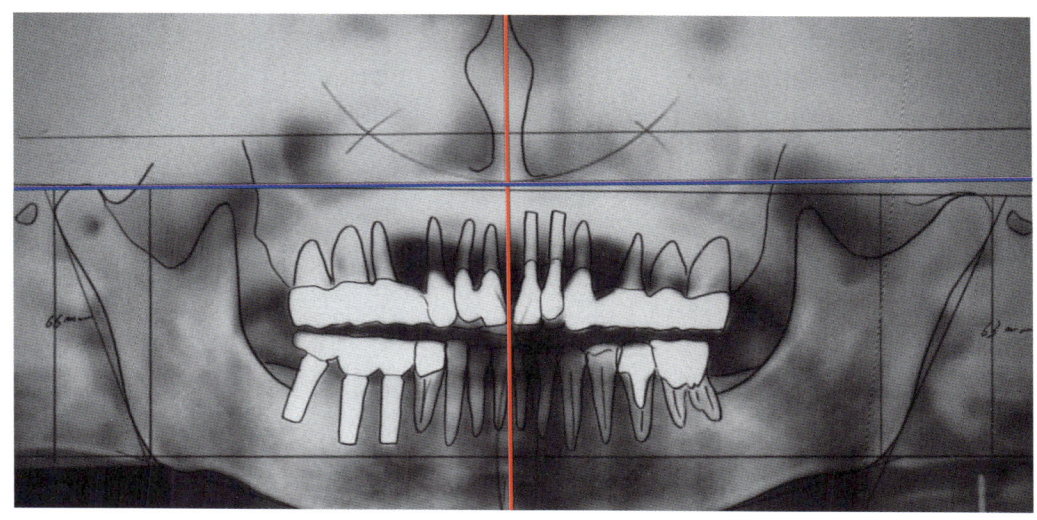

図14　オルソパントモ

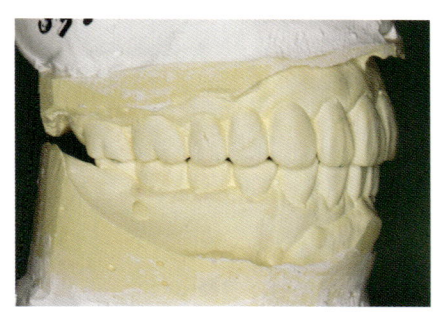

図15　右側面観 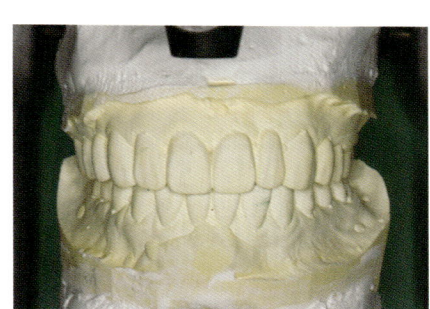　　図16　正面観 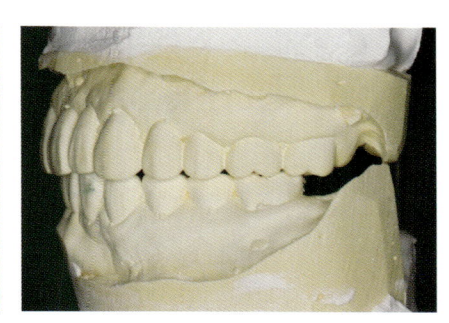　　図17　左側面観

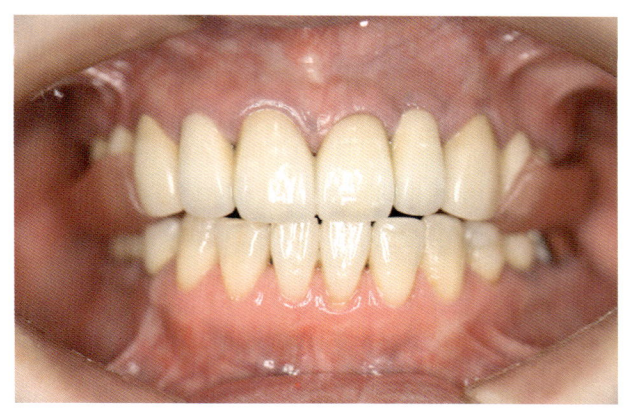

図18　下顎前方位チェックバイト

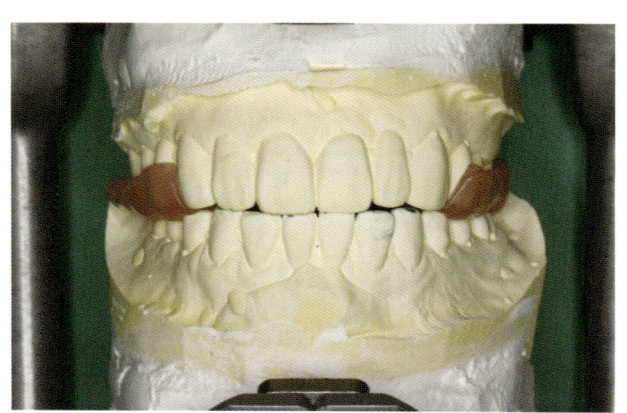

図19　チェックバイトを咬合器上に戻す

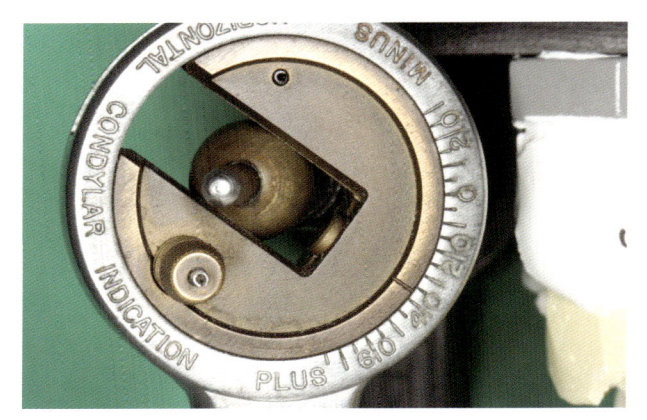

図20a　下顎頭の前下方移動量，右側

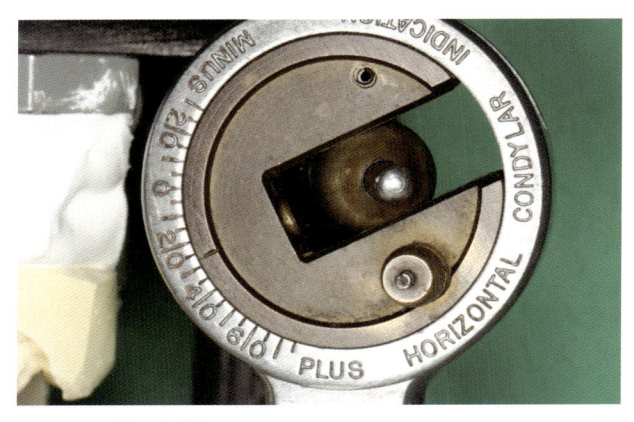

図20b　同，左側

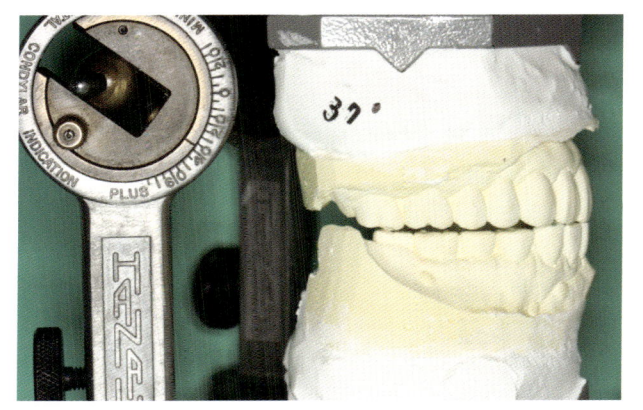

図21　下顎前方位における臼歯部の離開量，右側

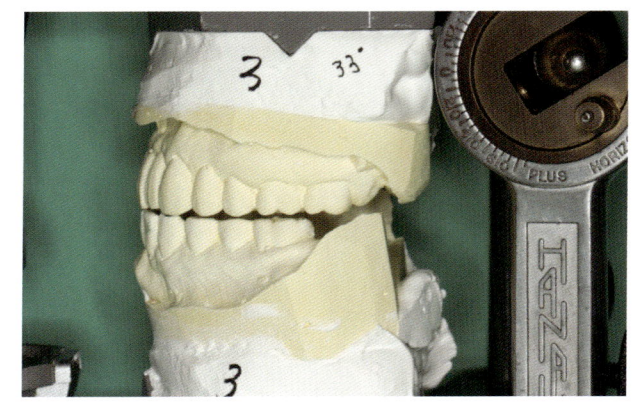

図22　同，左側

5. 経過

　装着後何回か調整を繰り返したが，下顎前方位がつらく，咀嚼もしにくいとのことであった．体や首の体操を励行させ，整体にも行かせたりして経過を見たが，不定愁訴は一進一退であった．その後，徐々に腰の痛み，肩こりも減少して咬合も安定してきた．

　初診から7年を経過した現在（平成23年），オクルーザル・レジンスプリントは使用しておらず，耳穴触診では相変わらず下顎頭の圧迫を感じるが，不定愁訴も落ち着いているので，6カ月ごとの定期検査を行っている．

　もともと慢性の重度顎関節症のところに，几帳面な性格や両親の看病などの過労が重なって，原因不明痛の様を呈する不定愁訴を発症したものと思われる．過労と寝不足に注意して，できるだけストレスのない生活を送るよう指導している．

　平成23年10月に定期検査で来院した際は，不定愁訴もなく快適な日常生活を送られているとのことである．

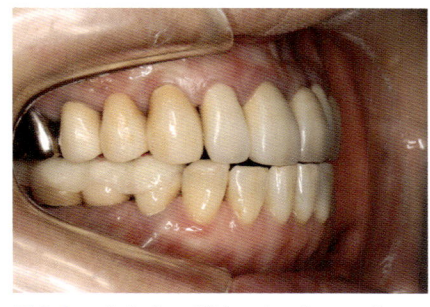

図23 オクルーザル・レジンスプリント装着後の右側面観

図24 同，正面観

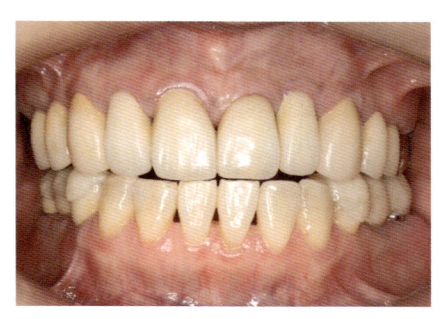

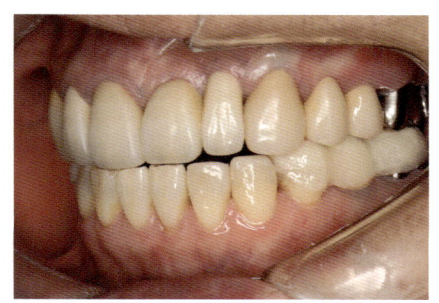

図25 同，左側面観

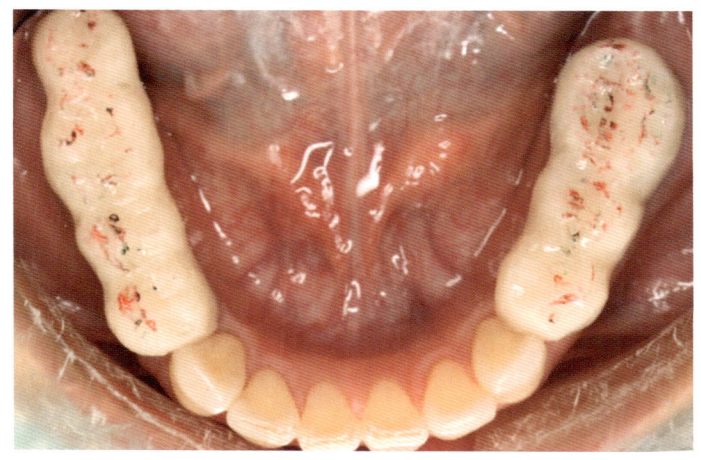

図26 同，下顎咬合面観

> **症例のポイント**
>
> ・長期にわたる重度顎関節症は中等度顎関節症レベルに治せても，正常範囲内にまで回復させるのは困難である．
> ・遊離端局部義歯による咬合挙上には無理がある．なぜなら，欠損部粘膜が咬合圧に耐えられないのと，歯根膜に比べて歯肉の感覚受容器は著しく劣っているためである．
> ・顎関節症患者の訴えを親身になって受け止め，根気よく治療にあたることが必要である．

4 歯列矯正による治験例

症 例 1

- 主　訴：左顎がガクガクして口が開けにくい．右上の奥歯が滲みて痛い．
- 患　者：女性，34歳
- 初　診：平成21年10月
- 治療歴：1年半前から症状が出始めた．15年前に歯列矯正をした経験があるが，途中で中断した．

1. 顎関節症の診査

1）視　診

①顔貌診査

　正貌では左耳がやや高位で，目，鼻，口角のラインは平行である（図1）．側貌では，中顔面がやや突出している（図2）．

②口腔内診査

　歯の正中は左側にずれており，前歯被蓋が深い．左側はClass-IIの咬合で1歯対1歯の関係である．上下とも第一小臼歯は抜歯されており，歯列弓はV形を呈する（図3）．

　開口量は切端距離で26mm，2横指である．

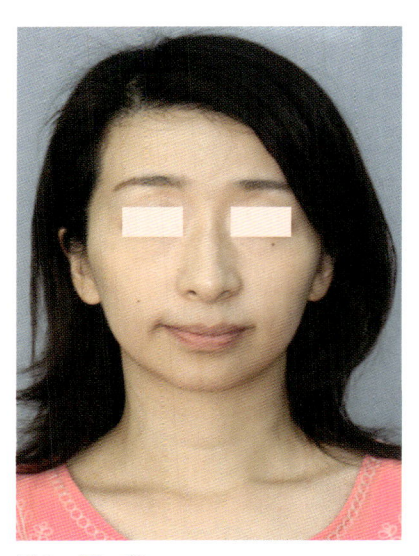

図1　正　貌

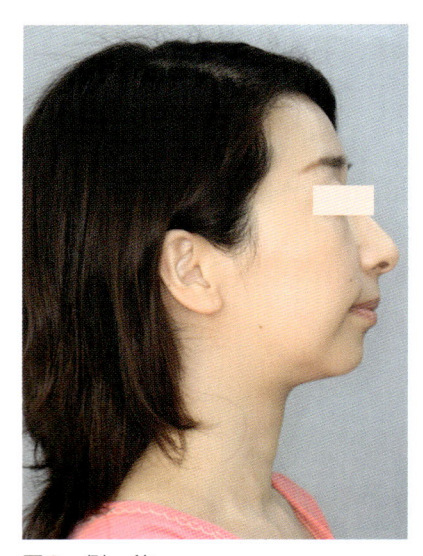

図2　側　貌

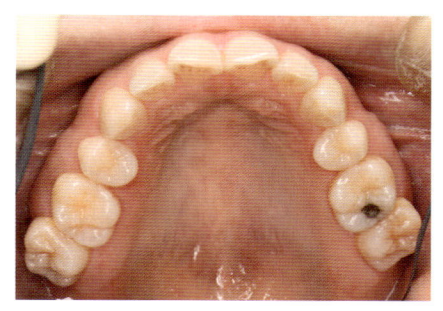

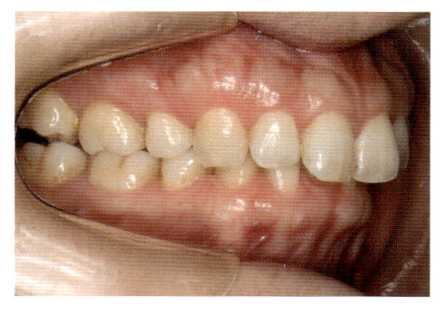

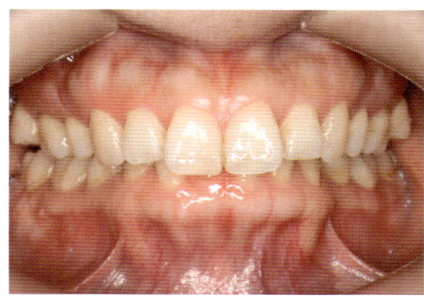

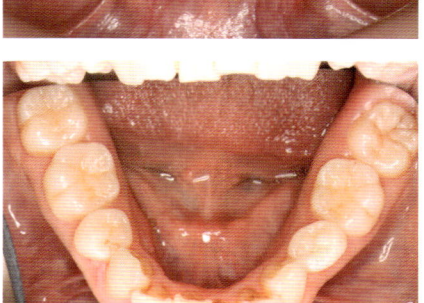

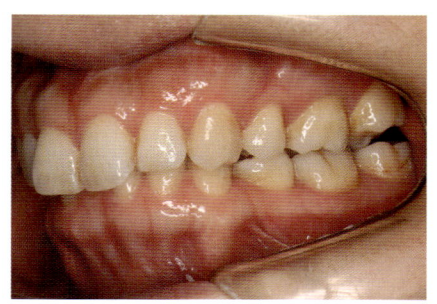

図3 口腔内写真

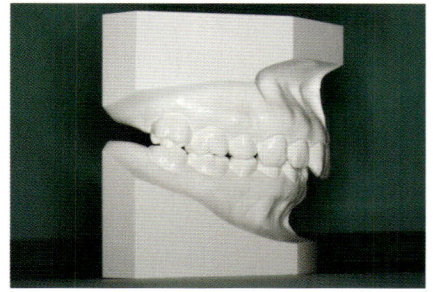

図4 右側はややClass-Ⅱの咬合 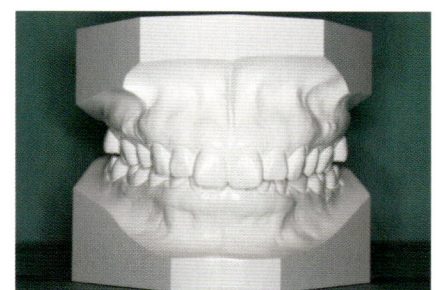　　図5 前歯被蓋が浅い 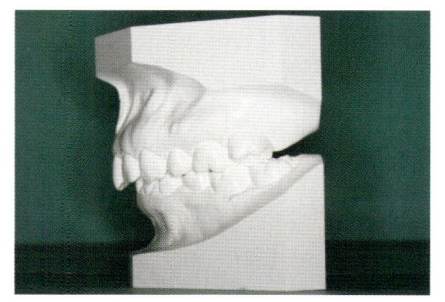　　図6 左側は完全にClass-Ⅱの咬合

2）触　診

耳穴触診では開閉口時中期で左側にクリックを触知する.

3）スタディモデル診査

前歯被蓋が深い．右側はややClass-Ⅱの咬合，左側は完全にClass-Ⅱの咬合である（図4〜6）．

歯列弓はV形であり，頭蓋正中と上顎前歯正中は一致している（図7）．

4）上顎咬合平面の診査

左右とも第二大臼歯の口蓋咬頭が高く，第二小臼歯，第一大臼歯は低位である（図8〜10）．

5）オルソパントモ診査

下顎骨体では，解剖学的下顎中央であるオトガイ棘から左側が長く，下顎頭も左側が長い（図11）．

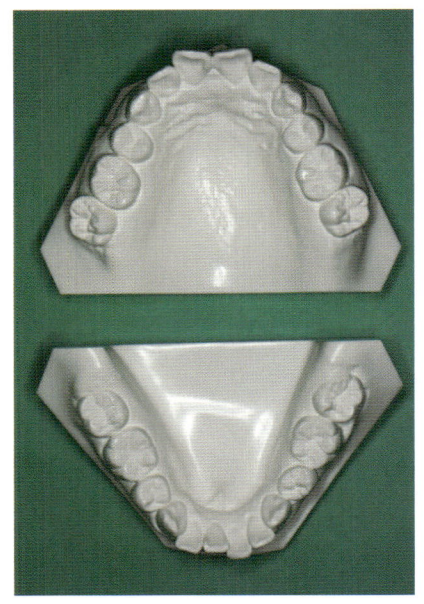

図7 歯列弓はV形であり，頭蓋正中と上顎前歯正中は一致

6) 頭部X線規格写真診査

正貌セファロでは，頭蓋水平線に対し，長い左側下顎頭に対応して，左側頭骨は高位にあり，外耳道も左側が高位にある（**図12**）．

側貌セファロでは，下顎左右不対称，水平に設定されたイヤーロッドが入る外耳道も左右高さが違うため，下顎下縁はダブって写っている．上顎前歯の角度，咬合平面ともに急傾斜で，下顎が前方に出にくい環境をつくっている（**図13**）．

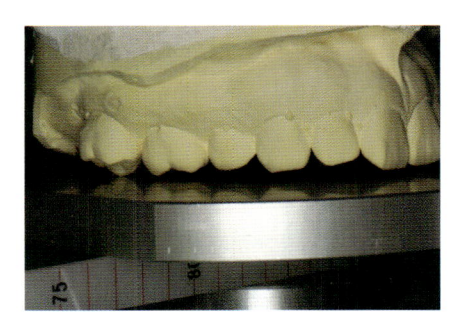

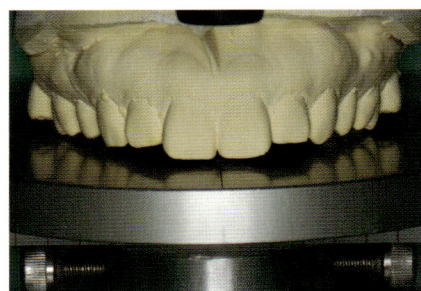

図8 上顎咬合平面右側面観　　図9 同，正面観　　図10 同，左側面観

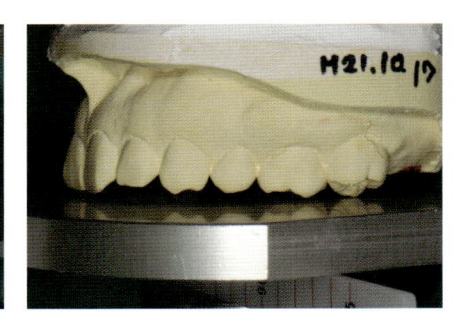

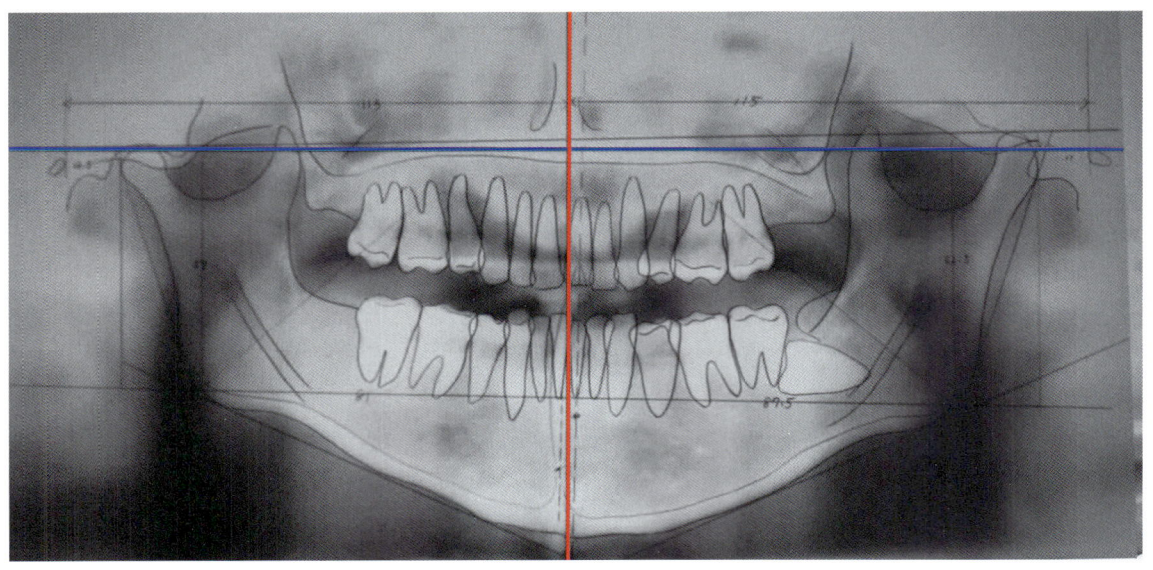

図11 オルソパントモ

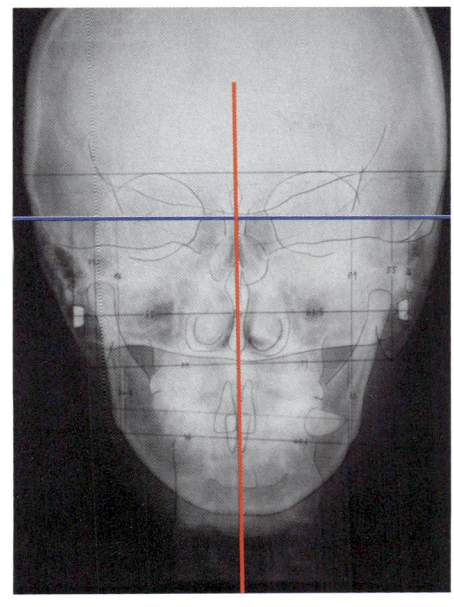

図12　正貌セファロ

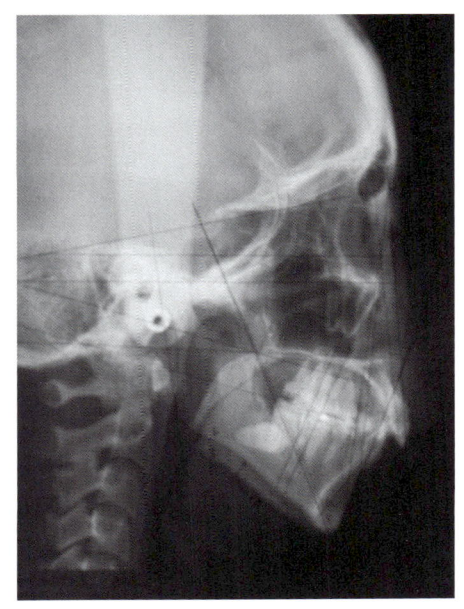

図13　側貌セファロ

2. 診　断

　上下第一小臼歯抜歯による歯列矯正で，固定源の大臼歯部近心傾斜による咬合高径喪失と，前歯部後方牽引による歯軸の直立により下顎は前方に出にくく，下顎後退位を余儀なくされたことによる，中等度顎関節症．

3. 治　療

1）下顎位の決定

　中心咬合位でスタディモデルを咬合器に付着する（図14，15）．
　前方位チェックバイトにより顆路を設定する．
　インサイザルピンが左側にずれ（赤矢印部分），下顎が右前方に移動していることがわかる（図16）．
　右と比較して，左のコンダイルの移動量の方が大きい．左側下顎頭が後上方に押し込まれている証拠である（図17，18）．

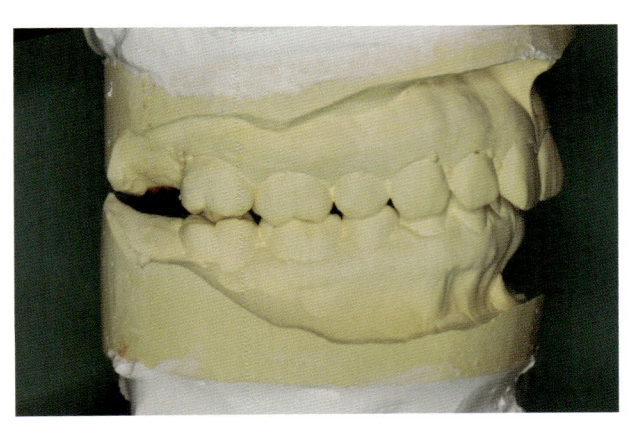

図14　右側面観

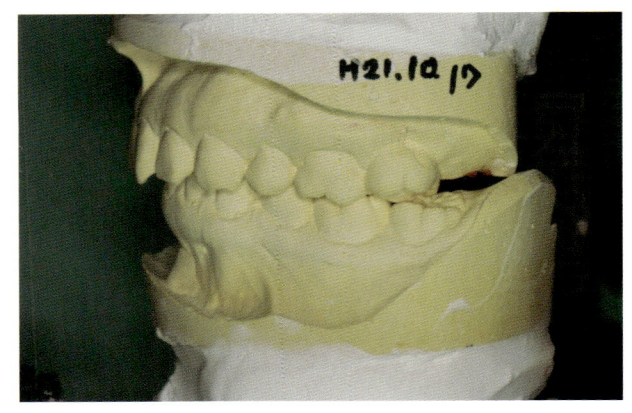

図15　左側面観

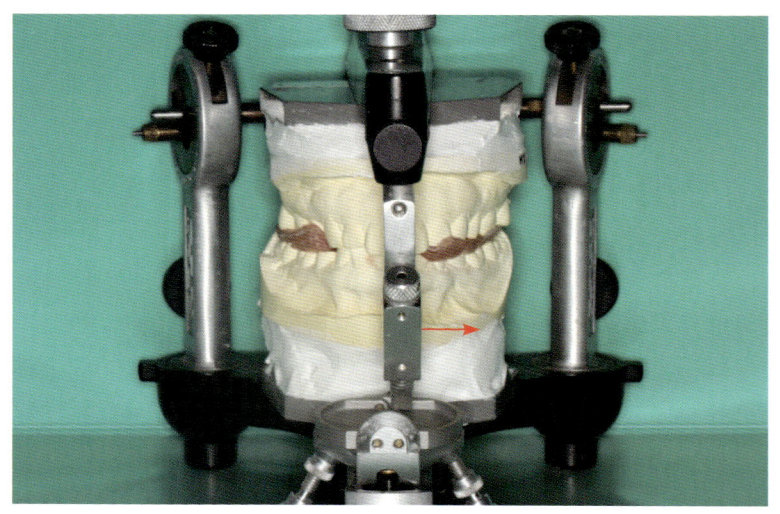

図16 インサイザルピンがずれ（赤矢印部分），下顎が右前方に移動している

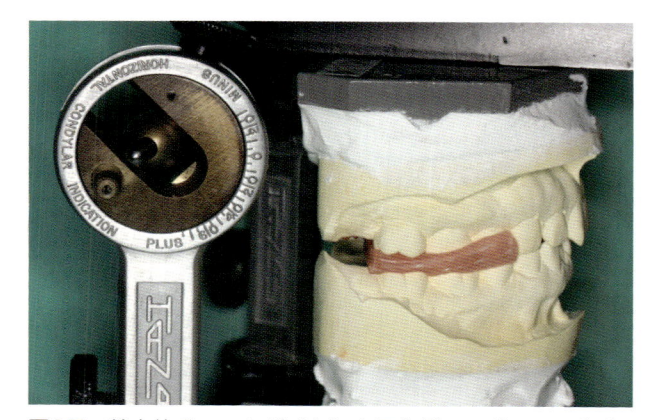

図17 前方位チェックバイトによる右側コンダイルの移動量

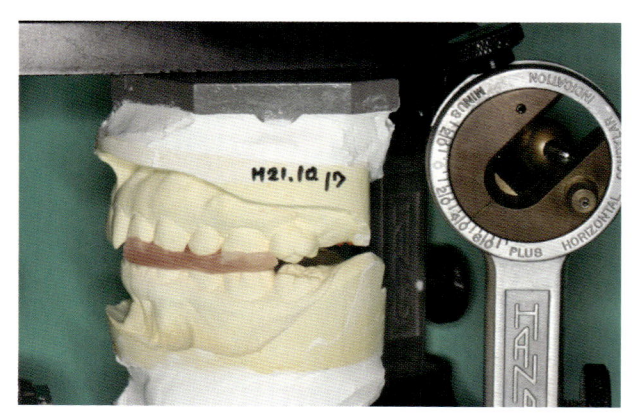

図18 右側に比べて，左側コンダイルの移動量は多い

2）オルソパントモを精査して，正しい下顎位を探す

図11の正中部分の拡大図を示す（**図19**）．赤矢印は頭蓋正中線，緑矢印は下顎正中線（オトガイ棘の位置），青矢印は下顎二等分線（Go-Goラインの中点）を示す．下顎は左側が長く側頭骨を後上方に押し込んでいるので，下顎を右下前方に誘導するとよい．この場合，下顎正中線（緑矢印）ではなく，下顎二等分線（青矢印）を頭蓋正中線（赤線）に合わせればよいことになる．

3）オルソパントモで得られた情報を咬合器上に移し，下顎位を設定する（図20）

顆路に沿って咬合器を動かし下顎二等分線を頭蓋正中線に合わせると，臼歯部のクリアランスが発生する（**図21，22**）．コンダイルの移動量を比較すると左側の方が大きく，左側臼歯部の咬合高径の低さがうかがえる（**図23，24**）．

この下顎位を安定させる装置，MORAを作製する．

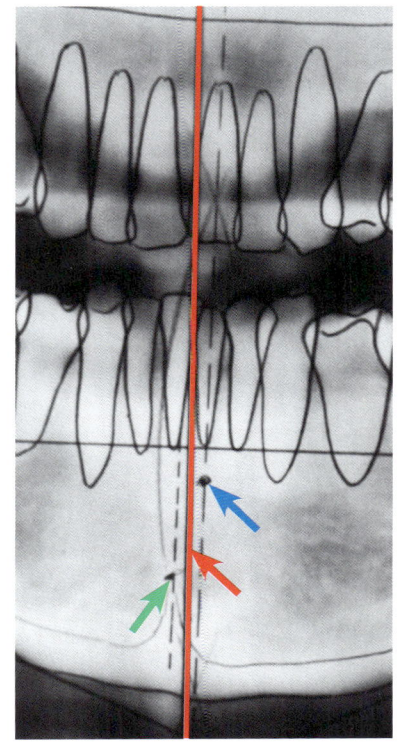

図19 正中部分の拡大図

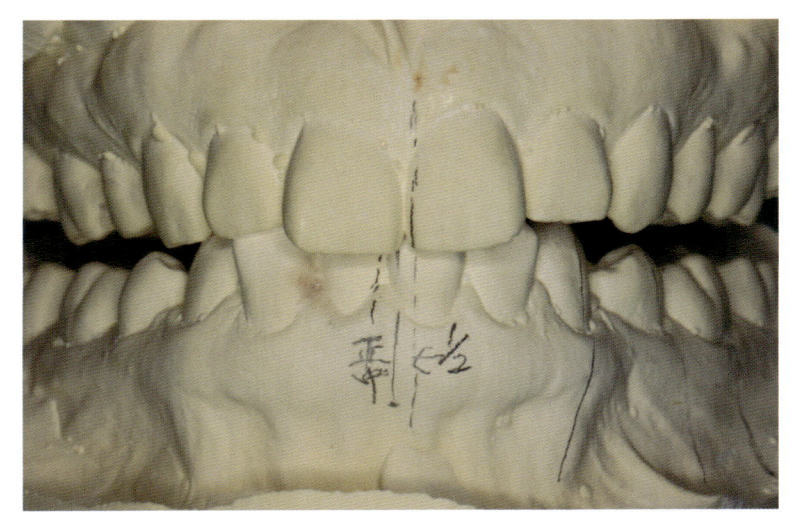

図20 下顎位の設定．下顎二等分線を上顎の頭蓋正中に合わせる

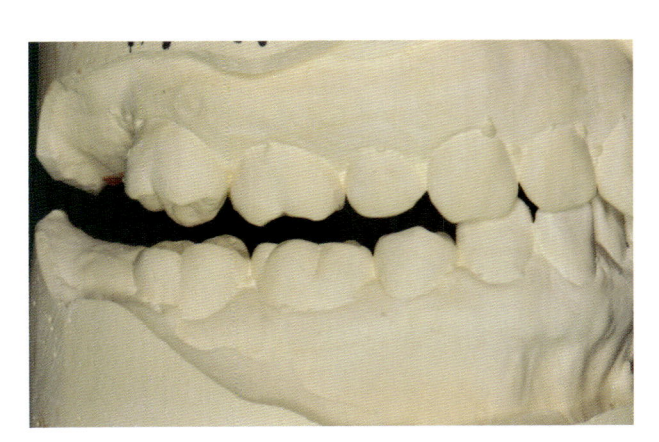

図21 右側のクリアランス

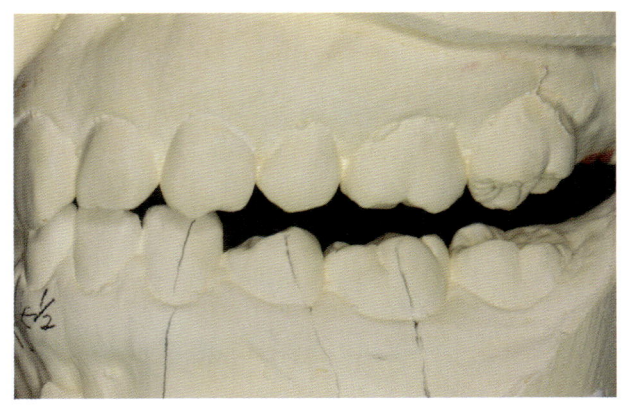

図22 左側のクリアランス．右側に比べて大きい

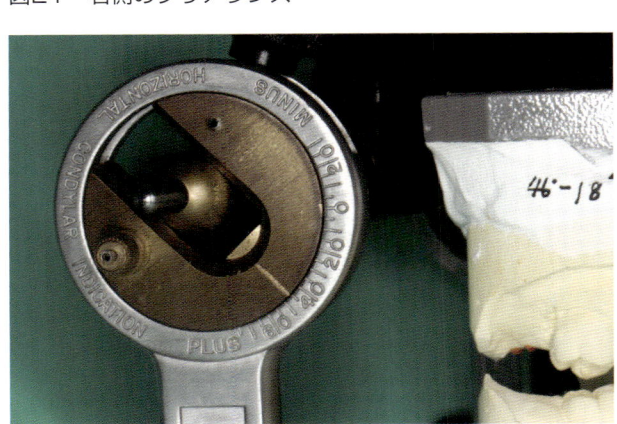

図23 コンダイルの移動量．右側

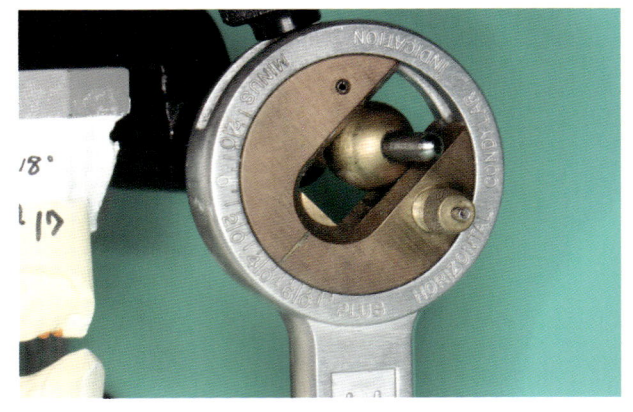

図24 コンダイルの移動量は左側の方が大きい

4）MORAの作製

①咬合器のコンダイルを前述の前方位状態で固定し（図23, 24），この位置を，仮に新しい中心咬合位とする．模型の上下間隙に軟化したパラフィンワックスをロール状にして咬合させ，形を整える（図25〜27）．

②このワックスバイトを口腔内に指摘し，咬合器上で設定した新しい下顎位に下顎を誘導し，咬合させる．耳穴触診により，左側のクリックがなく開閉運動もスムーズであることを確かめ，ブルーシートワックスを用いて，この新しい下顎位の最終的咬合採得を行う（図28）．

③咬合器付着したスタディモデルは記録として保存し，新たに採った模型でMORAを作製する．

④細めのリンガルバーを曲げ，ボールクラスプをリテンションとし，咬合間隙に透明レジンを盛り上げて咬合器を咬合させ，仕上げる（図29〜31）．

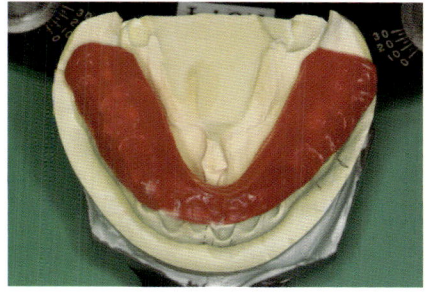

図25　軟化したパラフィンワックスを咬合させ，形を整える

図26　同，右側面観

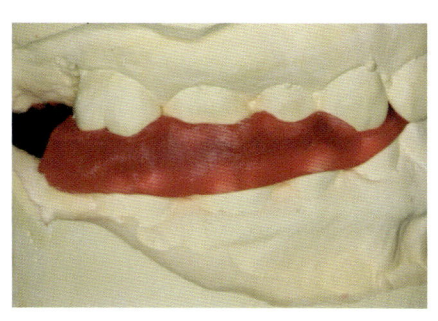

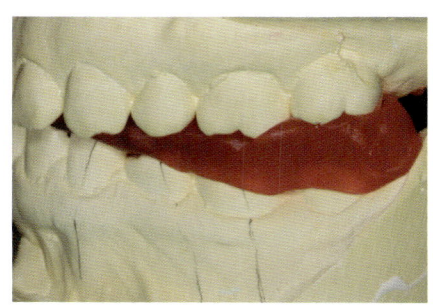

図27　同，左側面観

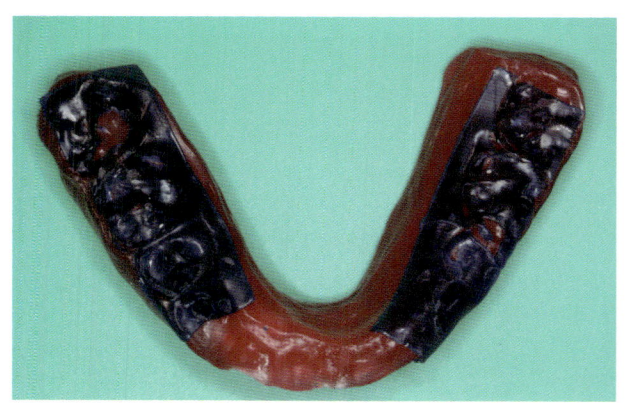

図28　新しい下顎位の最終的咬合採得

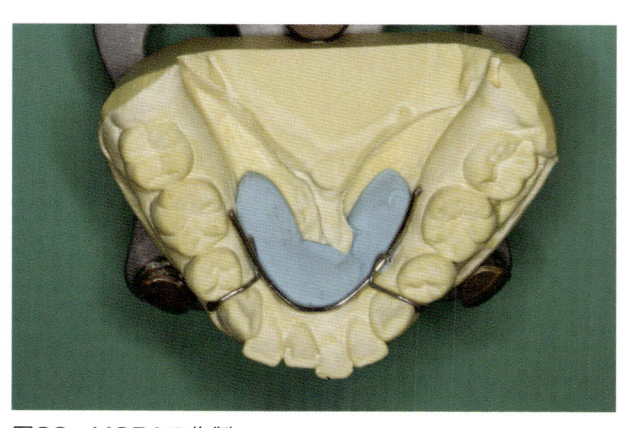

図29　MORAの作製

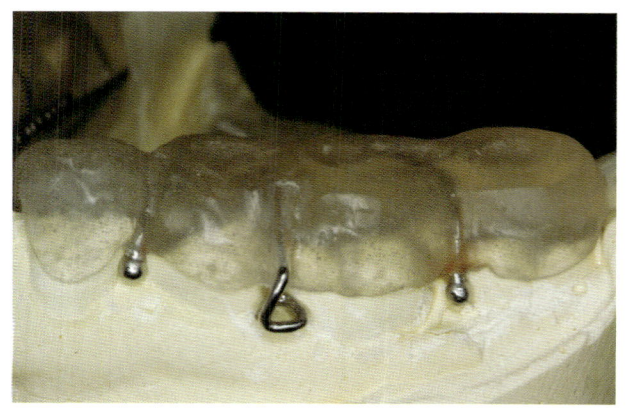

図30　リテンションとしてのボールクラスプと，着脱のためのトライアングルクラスプ

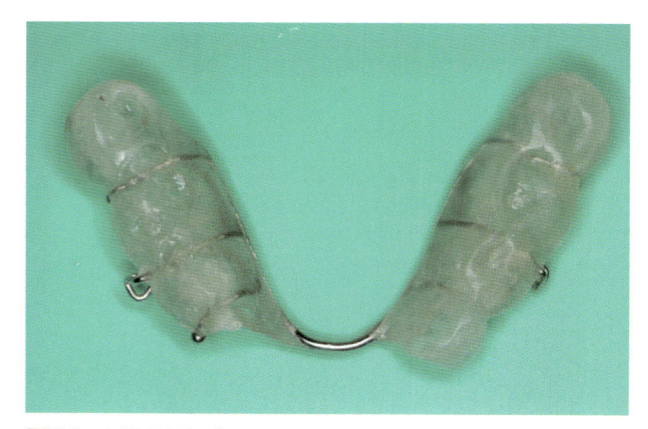

図31　MORA完成

5）MORAの装着

咬合関係は，上顎の咬頭頂の印記のみで調整はあまりしてはいけない．装着後の前歯部の被蓋は浅く臼歯部はかなり挙上されており，耳穴触診はマイナスである（図32〜35）．

10日後の来院時では，装着後2〜3日で慣れたそうで，食事もできるとのことであった．開閉運動もスムーズで，痛みもない．だが外すと左側が空いていて上手く噛めず，無理に噛もうとすると，左顎がガクッとなって痛みが出てしまうとのことであった．2カ月の使用の後，下顎位が安定してきたので矯正治療に入る．

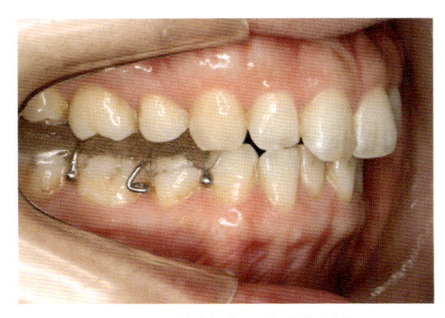

図32　MORA装着時の右側面観

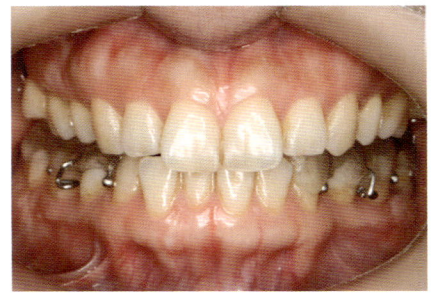

図33　同，正面観

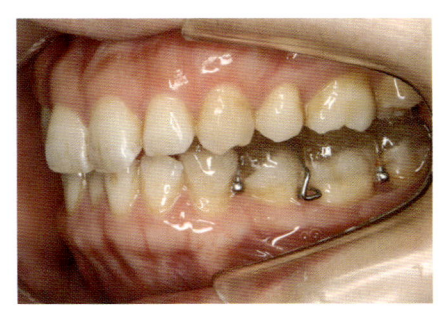

図34　同，左側面観

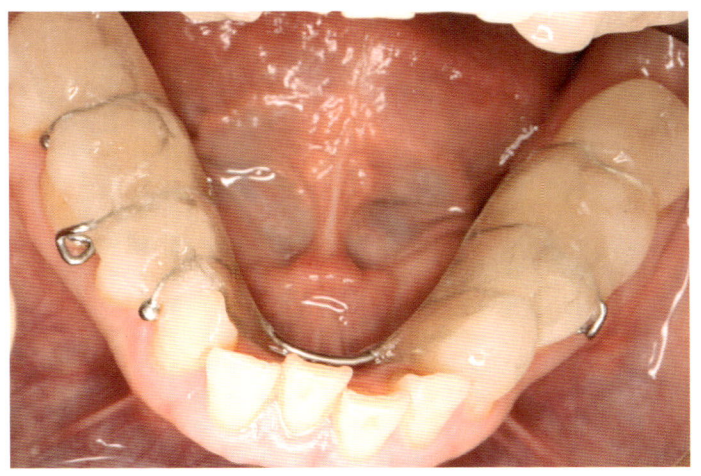

図35　同，咬合面観

6）矯正治療

まず，MORAを使用しながらレベリングを開始する（図36）．

2〜3回歯の移動に合わせてMORAの咬合面を修正するが，1カ月後にマルチループ・エッジワイズ・アーチワイヤーテクニック（MEAWテクニック）に移行する．

このときにMORAの使用を終了する．患者には鏡を見せながら正しい下顎位を教え，いつもその位置をキープするように指導する（図37）．

この後は最終顎位に向かって各歯の矯正を行うことに専念する．ただし，常に耳穴触診と開閉運動のチェックは欠かさない．

月1度の調整を繰り返し，6カ月間のMEAW使用により咬合高径は挙上され，前歯被蓋も改善されたので，咬合安定させるためのアイデアルアーチに移行した（図38〜40）．

矯正開始後13カ月で装置を外し，トゥースポジショナーを装着した．この時点で開閉運動はスムーズでスピードがあり，クリックは全くなく，顎関節症治癒の予後判定基準（p.45）を満たしている（図41）．

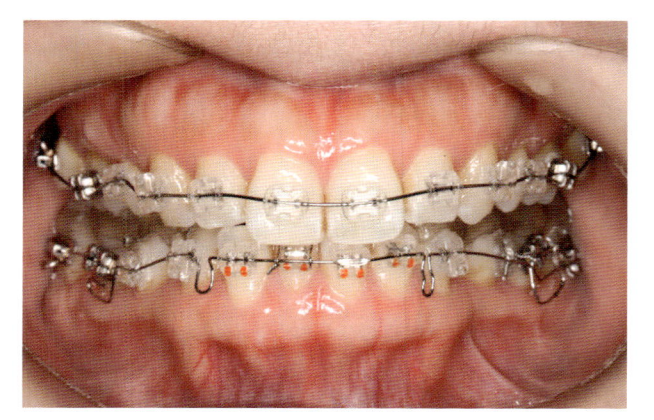

図36　レベリングの開始

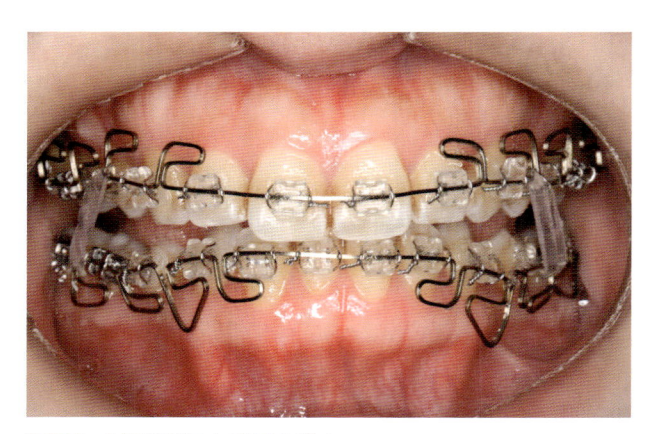

図37　MEAWによる咬合挙上

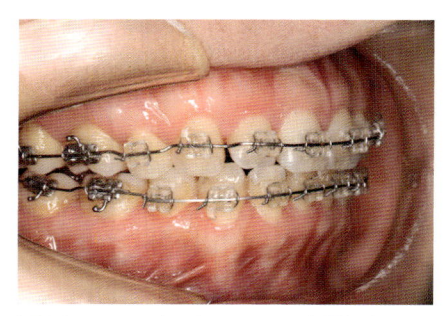

図38　アイデアルアーチの右側面観

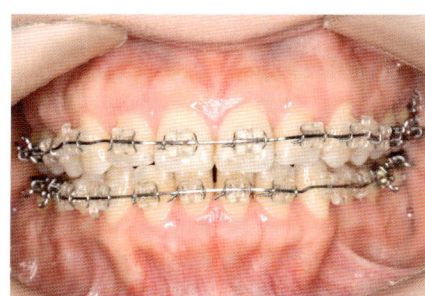

図39　同，正面観

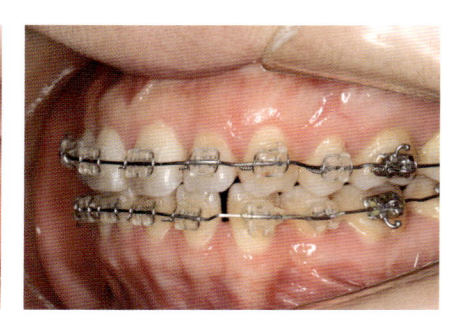

図40　同，左側面観

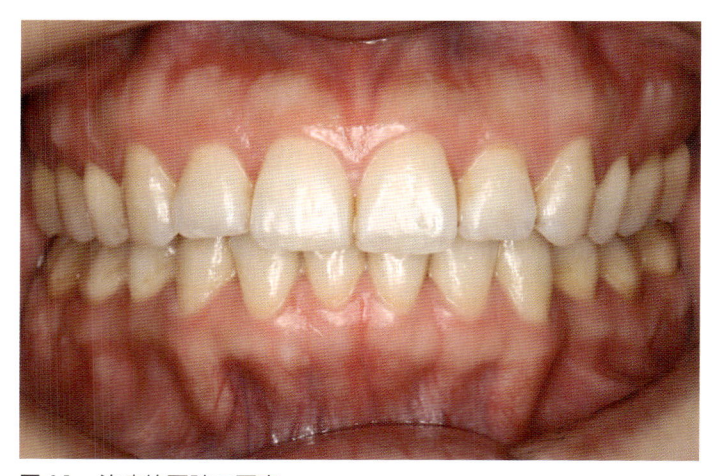

図41　治療終了時の写真

症例のポイント

- 成人の第一小臼歯抜歯による矯正では，臼歯部の咬合高径が喪失しやすく，審美感を重んじるあまり前歯の歯軸を直立させがちになりやすいので，注意が必要である．
- 顎関節症の治療では，正しい診断により下顎位を決定することが鍵である．

> ## 症 例 2[4)]
> - **主 訴**：**左顎が痛く，また偏頭痛もひどい．**
> - **患 者**：女性，24歳
> - **初 診**：平成9年5月
> - **治療歴**：3年前から顎がカクカクなり，半年前から硬い物を噛むと左顎が痛む．現在は食事中も痛みがあり，あくびなどをすると左耳付近が痛む．また，偏頭痛もひどい．

1. 顎関節症の診査

1) 問診による不定愁訴の症状
左こめかみ偏頭痛，眼精疲労，左側耳鳴り，難聴，両側肩こり，下痢，皮膚疾患（掌に水泡ができる），常にイライラしている．

開 口 量：32mm（2横指）．
側方運動量：右7mm，左2mm．
開 閉 路：左側方運動制限があるため，左へシフトする．

2) 視 診
①顔貌写真
正貌では右目が大きく上位にあり，鼻翼は右上がり，口角は左上がりで口内炎がある（**図1**）．側貌では眉間部に対し，オトガイがやや前突しているのがうかがえる（**図2**）．
②口腔内診査
前歯の被蓋が浅い．下顎前歯が1歯欠損（Three incisor）している．上顎側切歯が捻転している．左右とも臼歯部は第一大臼歯が近心傾斜しており，Class-Ⅲ傾向で1歯対1歯の関係である（**図3**）．

3) 触 診
耳穴触診では，左側にクリックと痛みあり．筋肉の触診では，側頭筋前腹，咬筋頬骨部，顎舌骨筋はいずれも左側に痛みあり，後頸筋は右に痛みあり．

4) オルソパントモ診査
左右第三大臼歯の垂直埋伏があり，下顎前歯1歯欠損のため特に左下臼歯部の近心傾斜が強い．下顎骨体はほぼ左右対称の形態であるが，下顎正中からの距離は右が短いため，**右下中切歯欠損**になると思われる（**図4**）．

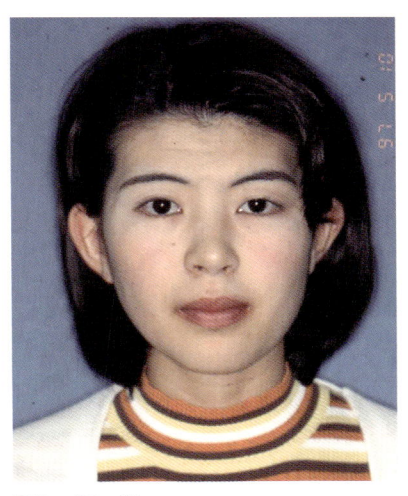

図1 正 貌

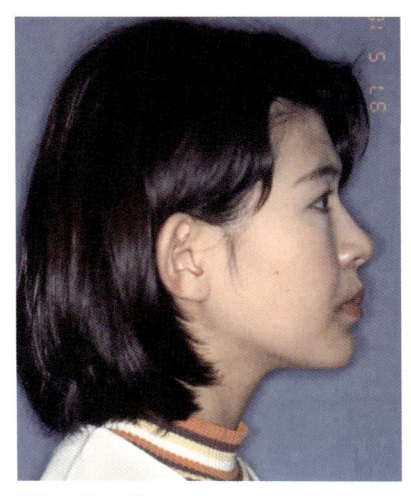

図2 側 貌

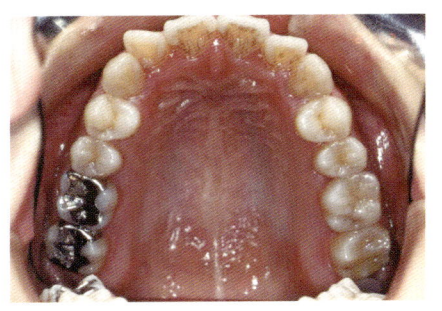

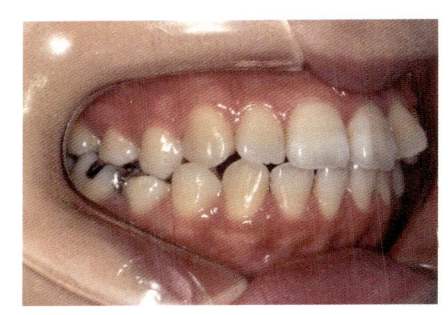

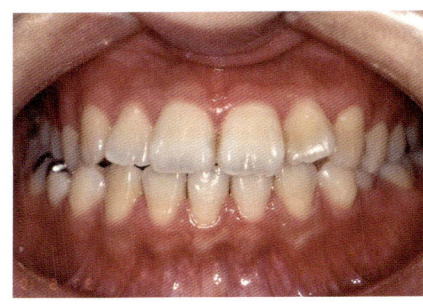

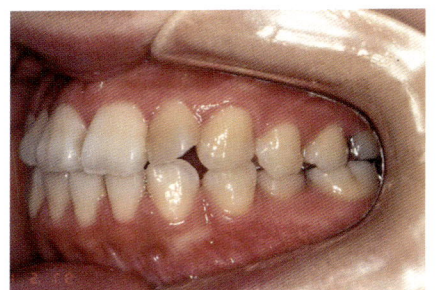

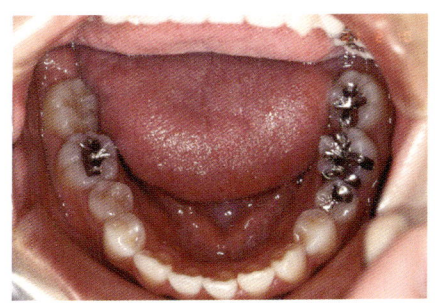

図3 口腔内写真

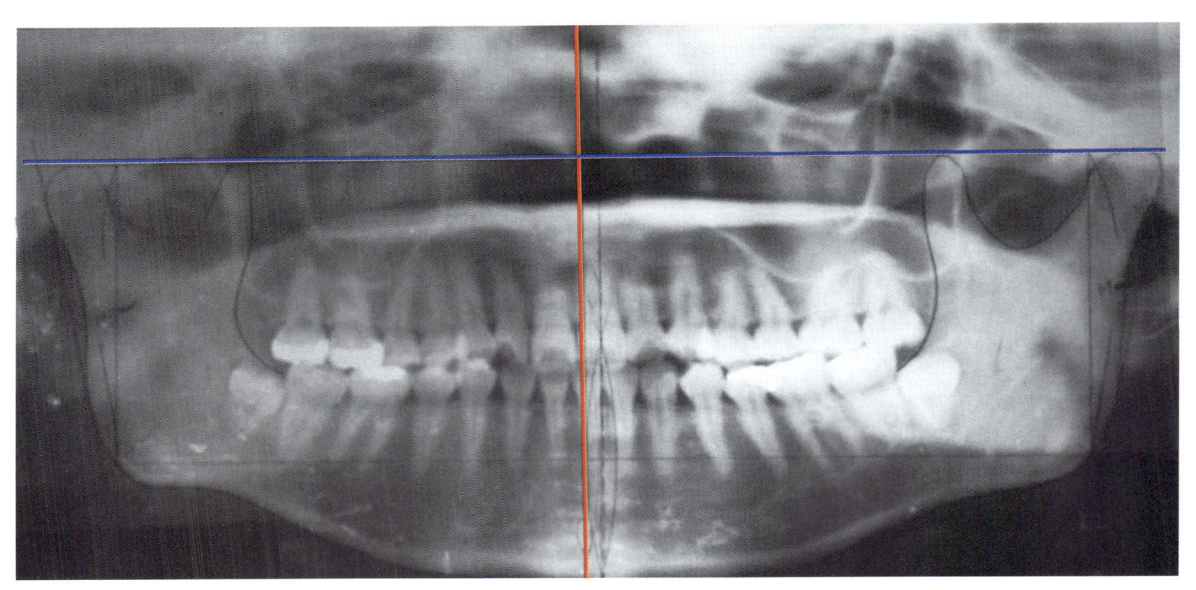

図4 オルソパントモ

5）頭部X線規格写真診査

側貌セファロではFacial angle 89°Convexity 1°で、Class-Ⅲ傾向にあり、下顎下縁のダブりが著しい。パントモでは左右の骨体の高さはほぼ同じなので、耳穴（側頭骨）の位置の左右差が考えられる（図5）。

正貌セファロでは頭蓋垂直線（赤線）と直交する頭蓋水平線（青線）に対し、各基準点を結んだ線（オレンジ線）は平行でない。側頭骨は右側が下方にあり、下顎骨は右側上がりである。頭蓋水平線から乳様突起までの左右差は4mmある（図6）。

6）顎関節規格写真

左側閉口位に比べて、右側閉口位では下顎頭が外耳道より上方にあり、後上方に押し込まれている（図7）。

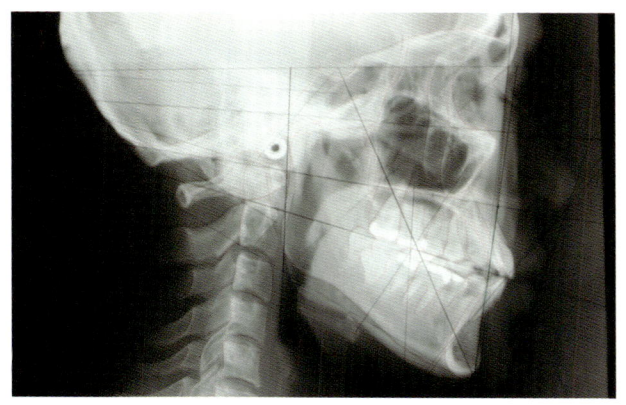

図5　側貌セファロ．下顎下縁のダブりが著しい

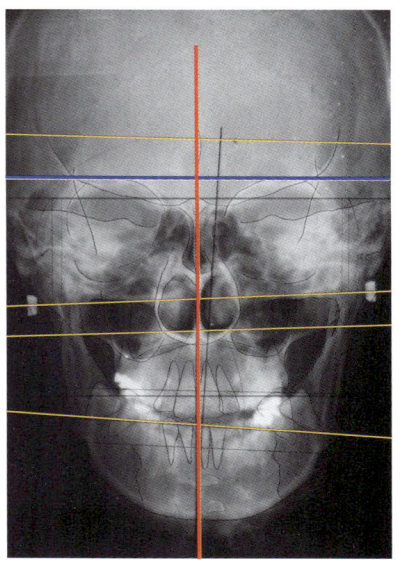

図6　正貌セファロ

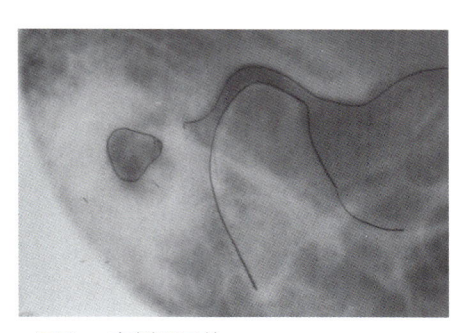

図7a　右側閉口位

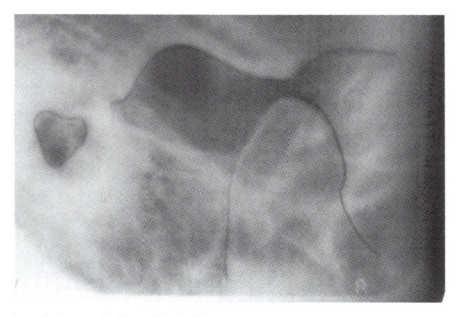

図7b　右側開口位

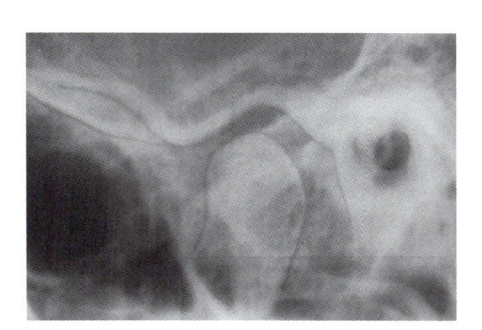

図7c　左側閉口位

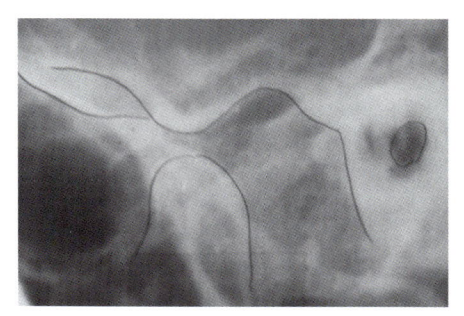

図7d　左側開口位

7) コンピュータ・アキシオグラフ診査

下顎頭の動きを表したもので，緑が前方，青が左側方，赤が右側方，白が開閉運動を表している．開閉運動は正常の半分の長さに制約されており，右側方では右側顎関節がマイナス方向に押し込まれており（赤矢印部分），後方支持の欠如が予想される（図8）．

下顎頭の回転（縦軸）と滑走（横軸）を表したもので，行きは回転で始まり，帰りは前方で終わっている．下顎頭が奥に押し込まれ，咬合高径が不足していることが予想される（図9a，b）．

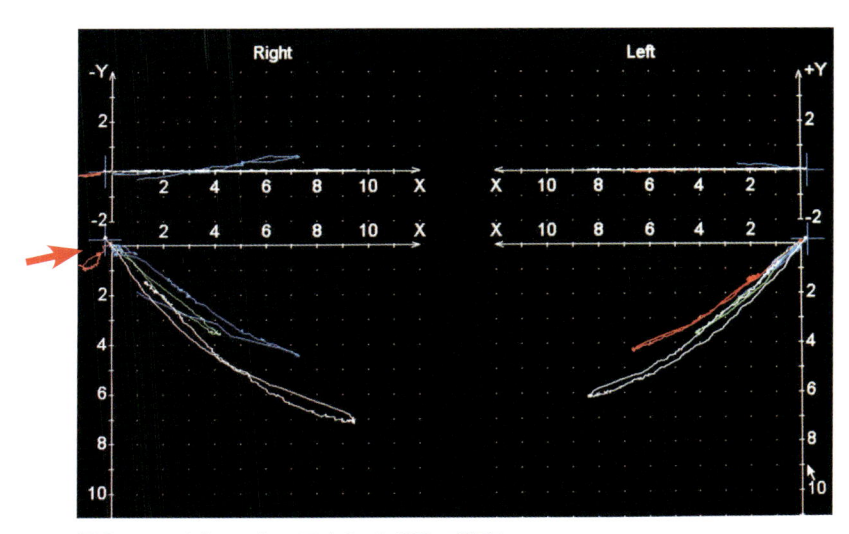

図8 コンピュータ・アキシオグラフ診査

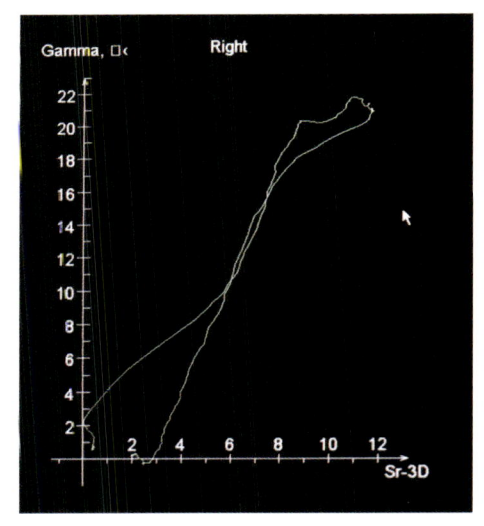

図9a 右下顎頭の動き

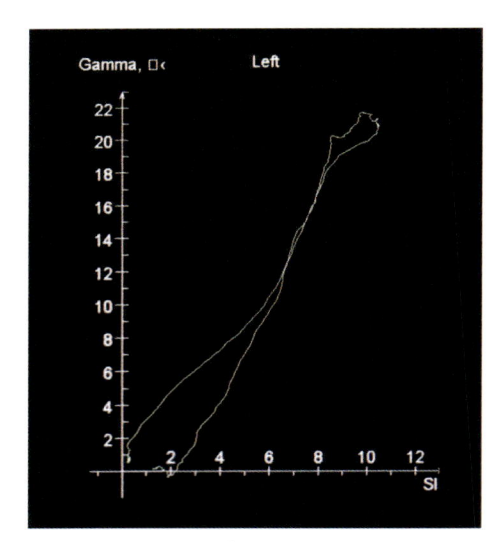

図9b 左下顎頭の動き

2. 診　断

Class-Ⅲ傾向の咬合関係で，不定愁訴を有する重度顎関節症．

3. 治療方針

・左右第三大臼歯の抜歯
・MORAによる症状の改善と下顎位の是正
・臼歯部をアップライトし咬合挙上を図る
・正しい下顎位に歯を誘導し安定させる

4. 矯正治療

　顎関節の症状を改善し，関連組織のリラキゼイションを図るために，上顎前歯にアンテリア・ジグを口腔内で直接作製し，前後左右自由に顎運動出きるように調整した．

　次にブラケットを装着し，レベリングを行った．

上顎側切歯，犬歯のレベリングのため，犬歯間に作製したアンテリア・ジグは，中切歯のみを残した（図10）．

　症状が改善した後，耳穴触診によりクリックしない下顎位を決め，MORAを作製した（図11，12）．

図10　ブラケットを装着，レベリング開始

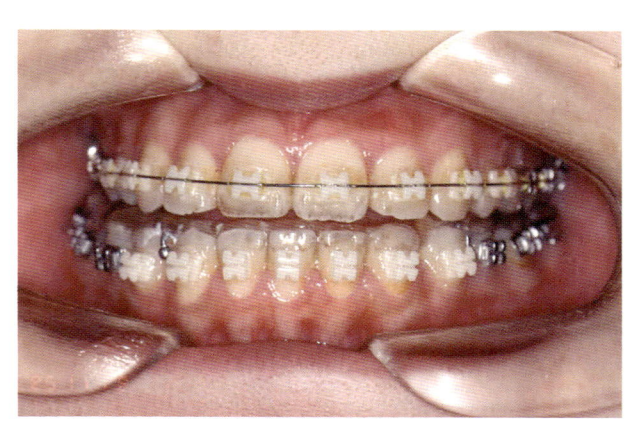

図11　レベリング終了．MORAの作製

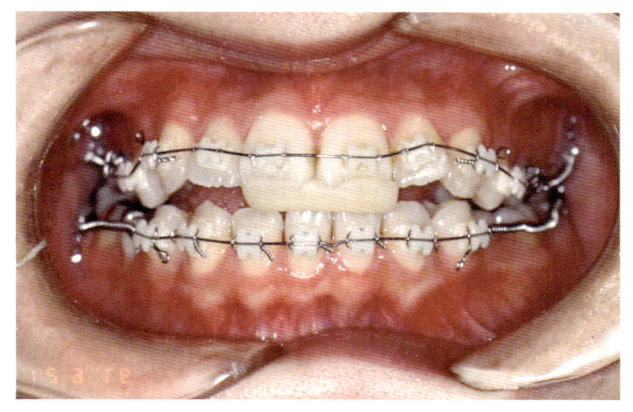

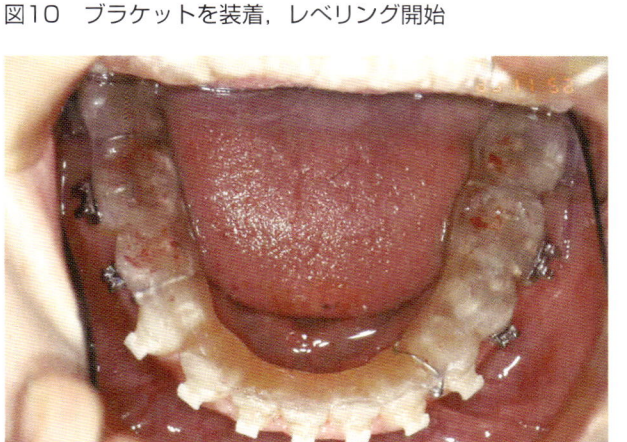

図12　MORA装着

下顎位の決定後，マルチループ・エッジワイズ・アーチワイヤーテクニック（MEAWテクニック）に移行する．この症例では下顎安定位置が上顎より前方になったため，リバース・ヘッドギアを用いて前歯の被蓋改善を行った（**図13, 14**）．

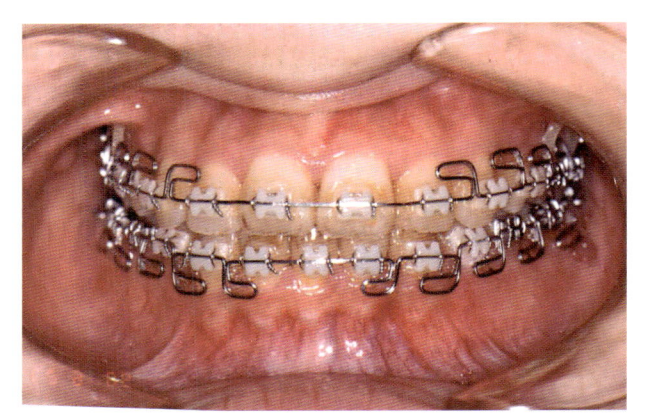

図13　MEAWテクニックにより咬合改善

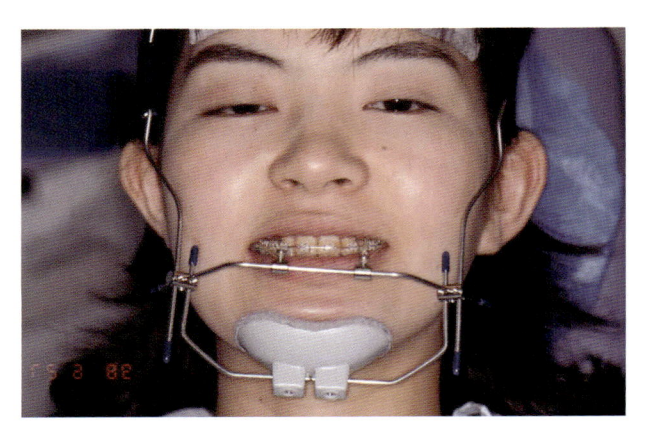

図14　リバース・ヘッドギアを用いた前歯の被蓋改善

5. 矯正治療後

　右目は大きいままだが，鼻翼，口角のラインはほぼ平行になっている（**図15, 16**）．術前に比べると別人のようである．

　前歯の被蓋関係は良好で，臼歯部の咬合関係は1歯対1歯の関係であるが，十分アップライトされている（**図17**）．

　術後の頭部X線規格写真診査では，術前の下顎下縁のダブりは改善しており（**図18**），正貌でも頭蓋水平線（赤線）に対して，各基準点を結んだ線がほぼ平行になっている（**図19**）．

　頭蓋に対して，下顎が正しい位置に改善されたと思われる．

　その後の定期検査では，14年後の現在（平成23年）も症状は出ておらず快適な毎日を送られているということで，患者は大変感謝している．

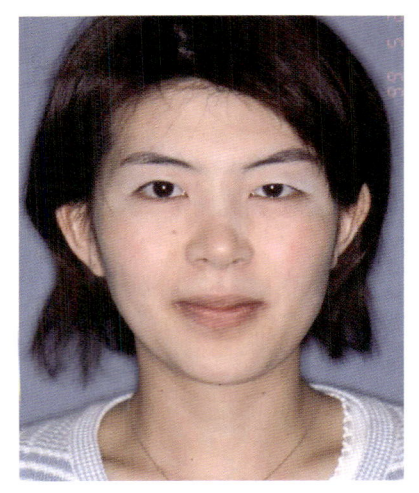

図15　矯正治療後正貌

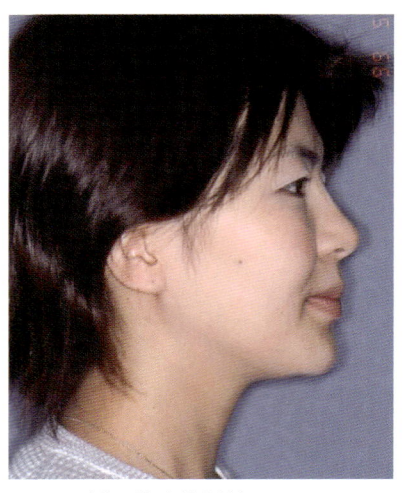

図16　矯正治療後側貌

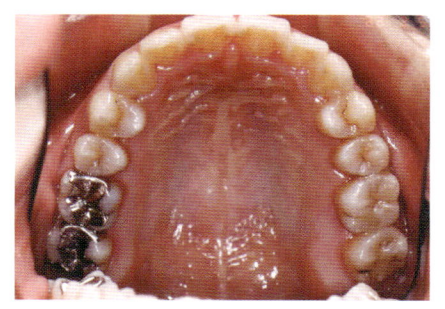

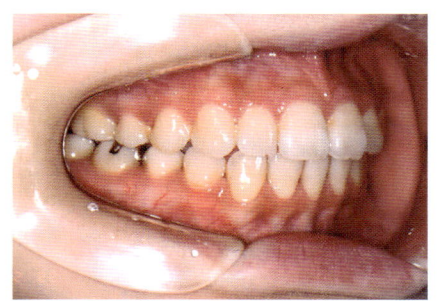

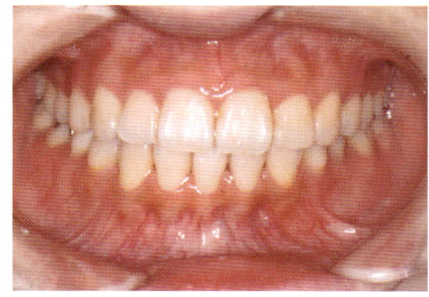

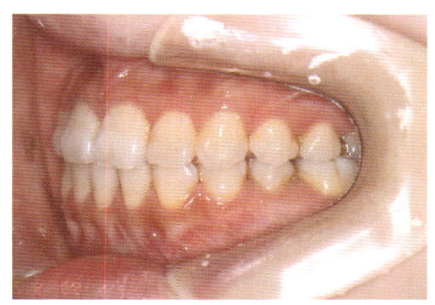

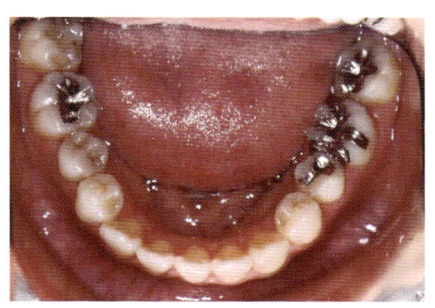

図17 矯正治療後の口腔内写真

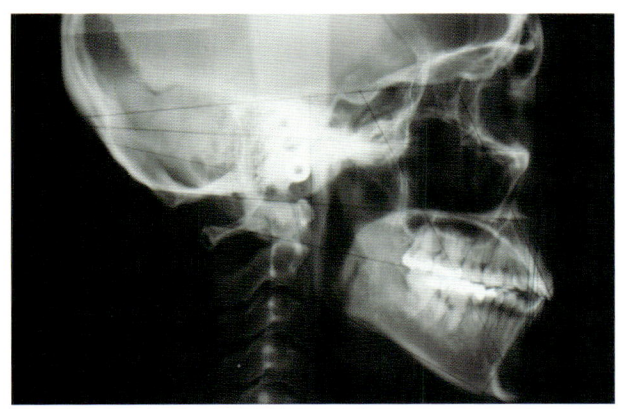

図18 術後，側貌セファロ

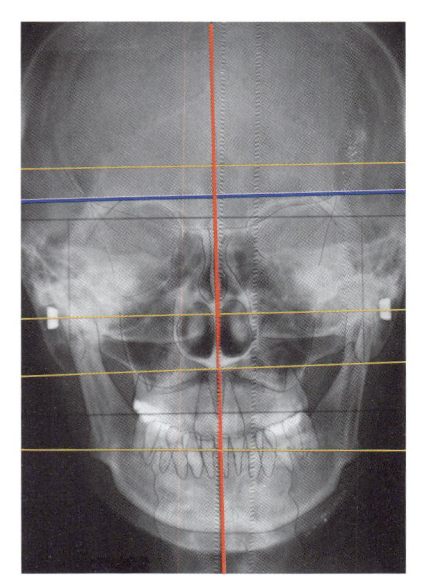

図19 術後，正貌セファロ

4 歯列矯正による治験例

> **症例のポイント**
>
> ・先天性欠如歯が存在する場合，咬合関係に注意が必要である．不定愁訴に悩んでいる患者は多くいるが，その全てが咬合由来とはいえない．不定愁訴を有する顎関節症では診断が重要なのはいうまでもないが，患者との信頼関係が何よりも大切である．
>
> ・この症例は，歯を削りたくないという患者の意志で矯正により治療したが，補綴物が多く存在する場合にはクラウン・ブリッジをやり直す必要がある．その場合でも，正しい下顎位がわかってからでないと治療計画が立てられない．また，予算の見積もりも出せないという欠点もある．その旨を前もって患者によく説明しておかなければならない．

参考文献

1）河口博和：顎関節症 私の臨床テクニック(3)．日本歯科評論 (9)：143～150, 2009.
2）河口博和：顎関節症の臨床・オクルーザルメタルスプリントの応用．日本歯科医師会雑誌 63 (6), 2010.
3）河口博和：顎関節症 私の臨床テクニック(2)．日本歯科評論 (8)：119～126, 2009.
4）河口博和：顎関節症 私の臨床テクニック(1)．日本歯科評論 (7)：119～126, 2009.

■ むすびに ■

　本書では不正咬合をはじめ，さまざまな要因を持った顎関節症に対する筆者の診断法，治療法，および代表的な治験例を紹介した．顎関節症の治療には一般的に運動療法，スプリント療法，噛み合わせ治療法，外科療法，薬物療法などがあるが，筆者は顎のずれを解消することで大部分の患者は快方に向かうと確信している．もちろんブラキシズム，習慣性片側噛み，頬杖やストレスによる筋肉の緊張など，顎関節や関連組織に負担をかける癖を見過ごしてはならない．

　日常の診療に際して耳穴触診を診査に取り入れることは，顎関節症患者自身に下顎位の不正を認識させる手段として大変有効である．診査の結果，咬合に異常があっても自覚症状がない場合，患者は無関心になりがちである．しかし，咬合異常に全身疾患，過労，精神的ストレスなどが加わると，いわゆる咬合病の症状が発生し，悪化することが多く，治療期間が長期化し，経費負担が大きくなることを説明しておくことが大切である．

　補綴物の多いケースでは正しい咬合平面を設定し，「咬合が低い」などの咬合上の問題がある場合には，下顎運動にそぐわないようなクラウン・ブリッジや義歯は，速やかにテンポラリーのクラウン・ブリッジ，あるいは仮義歯を作製することによって咬合を快復し，患者の悩みを解消すべきである．それが患者との信頼関係を築く第一歩となる．

　欠損部にインプラントを使用する場合はより慎重な診査が必要である．たとえば，ブラキシズムの程度や天然歯と歯根膜のないインプラント両者の特性の違いを十分理解したうえで治療計画を立てるべきであり，「欠損部即インプラント」という考え方には筆者は賛成できない．他に欠損部を補う方法があれば考慮すべきであり，最良の方法がインプラントである場合のみ勧めるべきであると考える．

　ブラキシズムの強い症例でもインプラントは可能であるが，ナイトガードは必須であり，短期間（3カ月〜6カ月）のうちにリコールし，予後の安定を見守ることが重要となる．修復物が少ない天然歯列の顎関節症に対しては，歯列矯正が有効である．正しい下顎位に歯を誘導する方法として，可徹式の装置を利用する場合とブラケット装着による固定式の場合があるが，少しの移動量，たとえば低位咬合における臼歯部のアップライトなどはMTMの知識があれば可能である．いずれの治療の場合でも，正しい下顎位の決定にはMORAが欠かせないことを強調したい．

　顎関節症に対する世の中の認識はまだまだ低く，クリックなどの症状があっても日常生活において本人に違和感がないような軽度顎関節症の場合，積極的な治療を希望する患者は少ない．しかし放置していて改善されることはないことを説明しておく必要がある．

　今後，顎関節症の診断・治療に対して，一般開業医が取り組めるより確固たる臨床的指標が確立されることを望んでいるが，本書の活用が一助となることを期待している．

河口博和（かわぐち ひろかず）

略　歴

- 1972年3月　　日本大学歯学部卒業
- 1972年6月　　河口歯科医院，淵歯科医院勤務
- 1972年12月　日本大学医学部第Ⅱ解剖学教室入局
- 1978年11月　医学博士号取得
- 1985年7月　　河口歯科医院開業

- 1980年11月　霞ヶ関ポストグラデュエートセンター修了（補綴）
- 1985年2月　　ソフィア・オーソドンティック・アカデミー修了（矯正）
- 1985年3月　　Clinical Foundation of Orthopedics and Orthodontics 修了
- 1988年2月　　ブローネマルク・インプラントシステム修了
- 1988年3月　　Japanese Postgraduate dental association 修了（歯内，歯周，小児育成学）
- 1990年4月　　3D・モジュール矯正コース修了
- 1991年7月　　ソフィア・オーソドンティック・アカデミー・アドバンスニース修了
- 1993年2月　　神奈川歯科大学矯正コース修了
- 2000年4月　　STERI-OSS インプラントシステム修了
- 2005年10月　NPO法人　歯科医療情報推進機構　認定
- 2006年3月　　レイモンド・杉山矯正コース修了
- 2006年5月　　I.S.Aシステム矯正コース修了

不正咬合と顎関節症

発　行　平成24年2月9日　第1版第1刷
著　者　河口博和
© Hirokazu Kawaguchi, 2012. Printed in Japan
発行者　若松明文
発行所　医学情報社
　　　　〒113-0033 東京都文京区本郷1-4-6-303
　　　　TEL 03-5684-6811　FAX 03-5684-6812
　　　　URL http://www.dentaltoday.co.jp

印刷　株式会社シナノ
落丁・乱丁本はお取り替えいたします
禁無断転載・複写　ISBN978-4-903553-39-9